Abhinab Dutta
Manoj Hans
Chandra Vijay Singh

Digitalização em endodontia

Abhinab Dutta
Manoj Hans
Chandra Vijay Singh

Digitalização em endodontia

ScienciaScripts

Imprint

Cover image: www.ingimage.com

This book is a translation from the original published under ISBN 978-620-8-22495-0.

Publisher:
Sciencia Scripts
is a trademark of
Dodo Books Indian Ocean Ltd. and OmniScriptum S.R.L publishing group

120 High Road, East Finchley, London, N2 9ED, United Kingdom
Str. Armeneasca 28/1, office 1, Chisinau MD-2012, Republic of Moldova, Europe
Printed at: see last page
ISBN: 978-620-8-30871-1

RECONHECIMENTO

"Só se pode dizer que estamos vivos nos momentos em que o nosso coração está consciente dos nossos tesouros."

No início da conclusão desta Dissertação de Biblioteca, sinto-me humilde e profundamente grato ao reconhecer as pessoas extraordinárias que me guiaram e inspiraram no meu percurso. O seu apoio inabalável e a sua crença nas minhas capacidades impulsionaram-me para a frente, e devo-lhes o meu mais sincero apreço.

Gostaria de expressar a minha sincera gratidão ao **Dr. Manoj Kumar Hans**, Professor e Diretor do Departamento de Dentisteria Conservadora e Endodontia, Instituto de Ciências Dentárias, Bareilly, pelo seu apoio, orientação e encorajamento inabaláveis ao longo do meu percurso académico. A sua liderança visionária, o seu compromisso com a excelência e a sua dedicação ao desenvolvimento do departamento foram verdadeiramente inspiradores. Expresso o meu sincero apreço pela sua inestimável orientação e mentoria, que desempenharam um papel fundamental na formação do meu crescimento académico e profissional. A sua experiência e o seu feedback perspicaz desafiaram-me a ultrapassar os meus limites e a procurar a excelência na minha área.

Estou imensamente grato ao meu orientador, **Dr. Chandra Vijay Singh** (Professor), pelo seu inestimável apoio, orientação e mentoria ao longo de todo o processo desta dissertação. A sua experiência, conhecimentos e empenho inabalável no meu crescimento académico foram fundamentais para a conclusão bem sucedida deste trabalho. Agradeço profundamente à minha co-orientadora, **a Dra. Tanu Morya** (Professora Sénior), pela sua paciência, compreensão e disponibilidade constante para me orientar e responder às minhas questões. O seu feedback perspicaz e as suas críticas construtivas moldaram significativamente a direção e a qualidade desta dissertação.

Gostaria de expressar o meu sincero agradecimento aos meus mentores**, o Dr. Rahul Pandey** (Leitor) e a **Dra. Saummya Singh** (Professora Sénior), pela sua inestimável orientação, apoio e tutoria ao longo da minha formação clínica. Expresso o meu mais sincero apreço pela sua paciência, compreensão e disponibilidade para partilharem comigo a sua vasta experiência. A sua orientação e mentoria foram inestimáveis para me ajudar a navegar em casos clínicos complexos, melhorar as minhas capacidades de diagnóstico e planeamento de tratamentos e desenvolver a minha perspicácia clínica.

Estou também profundamente grato ao **Dr. Anurag Singhal** (Professor), ao **Dr. Anmol Mehrotra** (Leitor), à **Dra. Jaya Pemboo** (Leitora), à **Dra. Aishwarya** (Professora Sénior), ao **Dr. Lalit Agarwal** (Professor Sénior), à **Dra. Khushboo**, (Professora Sénior), ao Dr. Mamnoon Gafir, (Professor Sénior), ao Dr. Parushi Tandon, (Professor Sénior), ao Departamento de Dentisteria Conservadora e Endodontia, Instituto de Ciências Dentárias, Bareilly, pela constante ajuda**. Mamnoon Gafir**, (Professor Sénior), **Dr. Parushi Tandon**, (Professor Sénior) Department of Conservative Dentistry and Endodontics, Institute of Dental sciences, Bareilly pelo apoio constante e pela ajuda constante na conclusão da dissertação.

Estou também grato ao **Prof. (Dr.) Sathyajith Naik. N**, Diretor do Instituto de Ciências Dentárias de Bareilly, pelo seu apoio e encorajamento contínuos.

Estou muito grato ao **Dr. Keshav K. Aggarwal** (Presidente), à **Dra. Lata Agarwal** (Vice-Presidente), ao **Dr. Ashok Aggarwal** (Presidente) e à **Dra. Kiran Aggarwal** (Vice-Presidente), do Instituto de Ciências Dentárias.

Gostaria de expressar a minha mais profunda gratidão e apreço aos meus pais, **Sr. Rajib Kr Dutta** e **Sra. Rupanjita Dutta**, e à minha querida irmã, **Srta. Abhilasha Dutta**, pelo seu amor inabalável, apoio e encorajamento ao longo do meu percurso académico. Desde as primeiras fases da minha educação até ao momento presente, os meus pais têm sido os meus pilares de força. O seu apoio inabalável deu-me a confiança necessária para perseguir os meus sonhos e ultrapassar todos os obstáculos que se me deparassem.

Gostaria de exprimir a minha gratidão aos meus colegas **Dr. Anish**, **Dr. Nirma**, **Dr. Suyash**, **Dr. Saurav Dutta**, **Dr. Saurav Bathla**, aos meus superiores **Dr. Anshu**, **Dr. Varnika Saxena**, **Dr. Varnika Singh**, **Dr. Chandni**, **Dr. Shubhi** e aos meus juniores, **Dr. Alka**, **Dr. Shubham**, **Dr. Vaishnavi**, **Dr. Soummya**, **Dr. Sana**, **Dr. Sumant e Dr. Ipshita**, pela sua ajuda constante e apoio. **Shubhi** e os meus juniores, **Dr.ª Alka**, **Dr. Shubham**, **Dr.ª Vaishnavi**, **Dr.ª Soummya**, **Dr.ª Sana**, **Dr. Sumant** e **Dr.ª Ipshita**, pela sua ajuda e apoio constantes, sem os quais este projeto não teria visto a luz do dia. Um agradecimento especial ao **Dr. Wasil** pelo seu apoio constante, quer se trate de discutir desafios académicos, de pedir conselhos sobre decisões de carreira ou simplesmente de partilhar experiências pessoais, a sua presença tem sido uma fonte de conforto e orientação.

Gostaria também de agradecer a todos os meus assistentes de departamento, Sr. **Rohit**, **Sr. Munendra**, Sr. **Sanjay**, Sr. **Arjun**, Sr. **Ravi** e **Sr. Veer** pela sua ajuda.

Gostaria também de agradecer ao **Sr. Vikas Gangwar** e ao **Sr. Ritesh Gangwar** pelos seus esforços incansáveis e pela sua ajuda na impressão e encadernação da minha dissertação.

A Deus e à minha falecida avó, expresso a minha mais profunda gratidão pelo vosso amor incondicional, orientação e apoio. A vossa presença na minha vida foi transformadora e estou eternamente grata pelas bênçãos e lições que me deram.

Dr. Abhinab Dutta

Índice

Introdução

A tecnologia digital é uma das mais rápidas e extensas evoluções na medicina dentária. Nas últimas décadas, foram alcançados desenvolvimentos notáveis da tecnologia endodôntica. O resultado final da transformação digital da endodontia melhorou definitivamente a prática clínica diária do profissional.

A endodontia é a única disciplina dentária em que não podemos ver o que estamos a fazer. Baseia-se mais nas nossas competências clínicas e na sensação tátil. Por conseguinte, temos de confiar em diferentes métodos tecnológicos para assegurar a previsibilidade e o prognóstico da preparação e obturação endodônticas.

Desde a viragem do século, vários avanços nas tecnologias endodônticas permitiram aos dentistas ver o que não conseguíamos ver antes. As tecnologias analisadas neste capítulo incluem:

1. *Testadores de polpa* que nos ajudam a diagnosticar corretamente.
2. *Imagens digitais* que nos ajudam a ler as imagens de forma mais clara e com mais pormenor. Os avanços nas técnicas radiográficas, como a *CBCT*, permitem aos dentistas ver o que não pode ser visto numa radiografia normal.
3. *Localizadores de vértices* que identificam com exatidão o terminal para o comprimento de trabalho.
4. *Os motores eléctricos endodônticos e* os instrumentos de moldagem endodôntica *de níquel-titânio* (NiTi) são responsáveis por tornar a limpeza e a moldagem mecânicas mais previsíveis, seguras, eficientes e fáceis do que nunca. Este facto pode ser atribuído a alterações na metalurgia. *A moldagem* foi melhorada para produzir preparos com paredes cónicas e lisas.
5. Avanços na utilização de *ultra-sons e ultra-sons* em endodontia para a

limpeza do complexo sistema de canais radiculares.

6. *Técnicas de obturação baseadas em suportes* que ajudam os dentistas a realizar um tratamento endodôntico e um prognóstico melhores e mais bem sucedidos.
7. *Microscópios* que permitem aos dentistas preparar uma cavidade de acesso bem sucedida e facilitar o diagnóstico de casos difíceis através de uma combinação de iluminação e ampliação.
8. *Endodontia guiada por* 3D *e realidade virtual que* oferece visualizações interactivas em 3D dos sistemas de canais radiculares e torna possível praticar endodontia virtual antes de tratar um paciente.

Radiografia digital

A radiografia sempre foi uma ferramenta fundamental na prática endodôntica.[1, 2] É um componente essencial de todas as fases dos procedimentos de tratamento do canal radicular (TRD), desde o diagnóstico até ao período de acompanhamento.[3-5] As radiografias periapicais fornecem informações úteis para o diagnóstico, incluindo a posição do dente, o tamanho da câmara pulpar, a anatomia das raízes, a localização e o tamanho das lesões perirradiculares e a proximidade de estruturas anatómicas adjacentes.[6] Além disso, são muito úteis durante os procedimentos de RCT para determinar o comprimento de trabalho real, monitorizar o progresso da preparação do canal, confirmar a colocação correta dos cones principais antes da obturação e avaliar a qualidade da obturação do canal radicular. A radiografia convencional, que dependia da utilização de películas de raios X, foi substituída pela radiografia digital.

As películas de raios X convencionais dependem de produtos químicos para a revelação e fixação. Têm várias desvantagens, incluindo a necessidade de um ambiente seguro contra a luz para armazenamento, uma dose de radiação relativamente elevada, mais tempo para a revelação e tempo extra para serem digitalizadas utilizando um scanner com um adaptador de transparências. Além disso, fornecem imagens estáticas sem a possibilidade de tratamentos pós-imagem, exceto para modificar o brilho. Os sistemas de radiografia digital tornaram-se amplamente aceites com melhorias e adições contínuas. Quando são utilizados parâmetros de exposição optimizados e um processamento adequado dos sinais, é produzida uma qualidade de imagem óptima da radiografia digital.[7] A qualidade de diagnóstico das radiografias intra-orais digitais foi inicialmente referida como sendo comparável à das películas de raios X convencionais.[8] Além disso, os sistemas de raios X digitais dependem da tecnologia informática para a captação, processamento, visualização, tratamento e armazenamento de imagens digitais. O aumento do contraste da radiografia digital é muito útil para o diagnóstico de muitos casos endodônticos (Fig. 1).

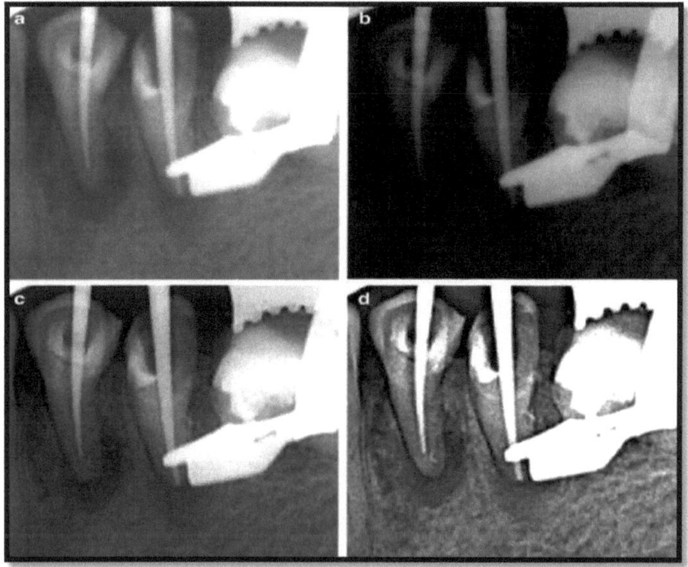

Fig. 1 Podem ser efectuados diferentes tratamentos úteis para a imagem digital, incluindo a melhoria da luminosidade, da nitidez e do contraste.

Tomografia de Coerência Ótica (OCT)

A tomografia de coerência ótica (OCT) é um método de imagiologia não invasivo e não perigoso, que depende da análise das reflexões dispersas da luz perto da região dos infravermelhos, para determinar os detalhes microestruturais do tecido biológico oral. A OCT é comparável aos ultra-sons, uma vez que o princípio geral da utilização de reflexões para criar as imagens é o mesmo para ambos, mas os métodos de deteção destas reflexões são diferentes. A OCT dentária tem o potencial de detetar e diagnosticar fases iniciais de desmineralização, remineralização, cáries recorrentes, falhas de restauração, anatomia/calcificação do canal radicular, doença periodontal e lesões pré-cancerosas em tempo real.

Na endodontia, a OCT tem sido utilizada para determinar fissuras no esmalte, fissuras coronais e fracturas radiculares verticais, juntamente com a localização da fratura ao longo da raiz. A principal vantagem da utilização da OCT em endodontia é que não requer um canal radicular seco e, de facto, fornece uma imagem microscópica detalhada através do canal radicular circunferencial circundante, da dentina ao cemento. Isto ajuda ainda mais a evitar a preparação excessiva do canal radicular e a possível perfuração das paredes do canal. Além disso, as imagens OCT também podem revelar o transporte dos canais e dos canais acessórios, se existirem.

Existem diferentes tipos de OCT, como a OCT endoscópica, a OCT sensível à polarização, a OCT com Doppler e a OCT de alta resolução. Acreditamos que a OCT endoscópica tem potencial para ser utilizada em endodontia, caso sejam desenvolvidas pontas adequadas.[9] No entanto, todos os estudos com imagens de OCT em Odontologia têm sido in vitro, e não há dispositivos clínicos disponíveis atualmente para esse fim. A Figura 2 mostra a aplicação da tomografia de coerência ótica na deteção de fissuras no esmalte.[10]

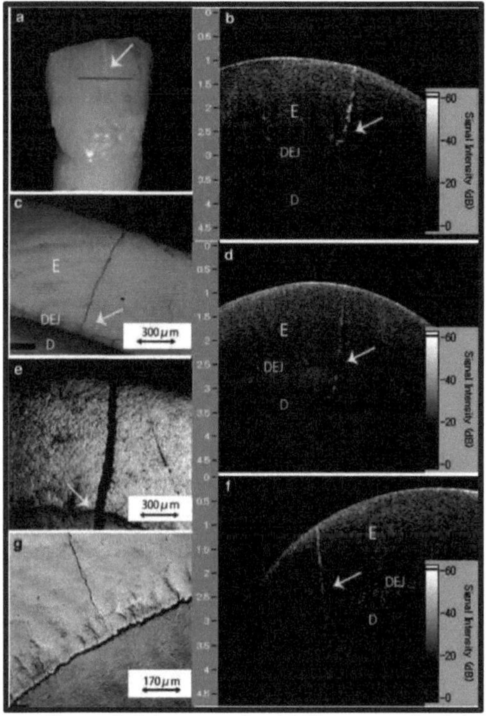

Fig. 2 Imagens de uma fissura distinta no esmalte. (**a**) Um exame visual da fissura do esmalte. (**b**) Uma imagem de OCT de fonte varrida (SS) ao longo da linha vermelha em (**a**). A fissura estendeu-se até ao DEJ. (**c**) Uma imagem CLSM correspondente à fissura do esmalte em secção transversal ao longo da linha vermelha em (**a**). A fissura terminou no DEJ. (**d**) Uma imagem SS-OCT de uma amostra determinada como uma fissura profunda do esmalte por transiluminação. A fissura foi vista a estender-se para além da DEJ. (**e**) Uma imagem de Microscopia Confocal de Varrimento a Laser (CLSM) correspondente à fissura de esmalte em secção transversal em (**d**). A fissura penetrou profundamente na dentina. (**f**) Uma imagem SS-OCT de uma amostra determinada como uma fissura superficial do esmalte com transiluminação. A fissura tinha-se estendido até ao DEJ. (**g**) Uma imagem CLSM correspondente à fissura de esmalte em secção transversal em (**f**). A fissura não se tinha estendido para a JDE (E: esmalte; D: dentina; JDE: junção dentina-esmalte)

Tomografia Computorizada de Feixe Cónico (CBCT)

A verdadeira inovação na imagem radiográfica nos últimos anos foi o advento da TCFC. Essa tecnologia permite a obtenção de imagens e a observação do dente e das estruturas que o circundam nos planos coronal, sagital e axial, e apresenta muitas vantagens que já foram discutidas no capítulo anterior. Neste capítulo, serão abordadas as suas aplicações no campo da endodontia.

As novas gerações de máquinas de TCFC são atualmente capazes de fornecer imagens de alta resolução utilizando tamanhos de voxel sub-milimétricos mais pequenos, navegação de imagem multiplanar mais dinâmica e correção de dados através da aplicação de filtros de imagem. Atualmente, a TCFC é considerada uma ferramenta eficaz para o diagnóstico e o planeamento do tratamento, com grandes facilidades para manipular o brilho e o contraste e alterar as espessuras dos cortes.[11]

Os benefícios de uma imagiologia por TCFC devem ser superiores a quaisquer riscos potenciais. A imagiologia com CBCT só deve ser considerada nos casos em que a imagiologia convencional não forneça informações suficientes para permitir um diagnóstico e uma gestão adequados do problema. O princípio ALARA, ou seja, "tão baixo quanto razoavelmente possível", deve ser sempre respeitado para evitar a exposição desnecessária do doente à radiação. Os sistemas de CBCT podem ainda ser classificados em CBCT limitados e completos. O CBCT limitado, também conhecido como dentário ou regional, tem um campo de visão (FOV) com um diâmetro que varia entre 40 e 100 mm, enquanto o CBCT completo, também conhecido como orto ou facial, tem um FOV que varia entre 100 e 200 mm.

A Associação Americana de Endodontistas (AAE) declarou que os sistemas de CBCT limitados são considerados melhores para aplicações endodônticas.[10] Os aparelhos de CBCT podem ainda ser classificados com base na posição de digitalização. A maioria dos aparelhos de CBCT encontra-se na posição sentada. Poucos são os aparelhos de posição supina ou vertical.

A TCFC é muito valiosa no diagnóstico de patologias de origem endodôntica e não endodôntica, morfologia do canal, reabsorção externa e interna, reabsorção cervical invasiva, fracturas radiculares e planeamento endodôntico pré-cirúrgico. No entanto, em comparação com a película intra-oral, a TCFC apresenta níveis elevados de dispersão e ruído, uma resolução de contraste mais elevada, mas uma resolução espacial inferior. A resolução espacial é ainda mais elevada do que a da tomografia computorizada de nível médico. O custo da CBCT é também muito mais elevado.[12, 13]

Por todas estas razões, a TCFC não deve ser considerada como uma ferramenta de diagnóstico preliminar, ou seja, a utilização da TCFC não está indicada para todos os doentes. Não existem provas suficientes de que a TCFC seja necessária para a rotina dentária e deve ser restringida aos casos em que os benefícios superam os potenciais riscos. As imagens de TCFC podem ser utilizadas na fase pré-operatória, uma vez que permitem uma melhor visualização da anatomia do canal, da morfologia do canal, do ligamento periodontal, das anomalias ósseas e da reabsorção radicular interna e externa. Recomenda-se a deteção de periodontite apical oculta, a avaliação de anomalias de desenvolvimento e o fornecimento de mais informações em casos de quistos, fracturas, invasão da cortical óssea, invasão dos tecidos moles adjacentes, lesões dentárias traumáticas e todos os casos difíceis em que é necessária uma atenção especial e mais informações para o diagnóstico.[14-16]

Numa revisão sistémica realizada por *Aminoshariae* et al., a TCFC tem quase o dobro das probabilidades de localizar uma lesão em comparação com a radiografia tradicional para a mesma lesão.[17] Este facto é muito importante para os casos clínicos em que o diagnóstico ou a tomada de decisões é difícil. *Rosen* et al. efectuaram uma pesquisa sistemática para avaliar a eficácia de diagnóstico da TCFC em endodontia, utilizando um modelo de eficácia.[18] Verificou-se que o benefício final esperado da TCFC para o doente endodôntico não é claro e limita-se principalmente à sua eficácia em termos de precisão de diagnóstico. Por conseguinte, é necessário ser cauteloso e seguir uma abordagem racional quando se considera a utilização da TCFC em doentes endodônticos.

Noutro estudo de meta-análise para determinar a precisão de diagnóstico da TCFC para fracturas dentárias, *Long* et al. verificaram que a prevalência conjunta de fracturas dentárias era de 91% para casos de suspeitas clínicas e fracturas dentárias não detectadas radiograficamente, utilizando radiografias periapicais.[19] A CBCT parece ter uma elevada precisão de diagnóstico para fracturas dentárias e foi altamente recomendada para utilização em contextos clínicos. Os autores mostraram-se muito confiantes com os resultados do teste positivo, mas recomendaram que se tenha cuidado ao interpretar os resultados do teste negativo, especialmente para dentes tratados endodonticamente. No entanto, esta meta-análise tem algumas limitações, incluindo os seguintes tamanhos de amostra pequenos em algumas pesquisas, a falta de aplicação do teste padrão de referência para todos os pacientes em algumas pesquisas e a falta de dados para fracturas dentárias horizontais e oblíquas para alguns subgrupos.

Em resumo, a TCFC pode tornar-se a primeira escolha para gerir e avaliar casos endodônticos, especialmente se estiverem disponíveis doses de radiação mais baixas e uma melhor resolução. Ainda é necessário realizar ensaios clínicos para comprovar a possível maior eficácia das aplicações endodônticas da TCFC. Além disso, é necessária uma formação adequada para utilizar o software de TCFC e interpretar as imagens de TCFC para todos os profissionais de TCFC. A Fig. 3 apresenta exemplos de benefícios da imagem de TCFC em endodontia.

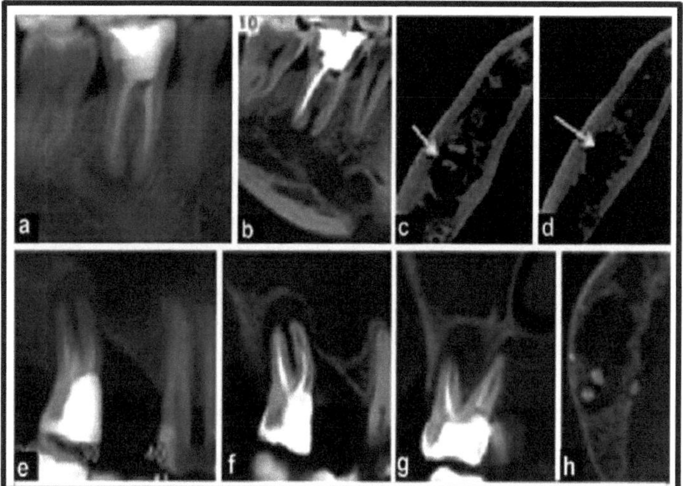

Fig. 3 (**a**) Observa-se periodontite apical nos ápices de um primeiro molar mandibular esquerdo numa radiografia panorâmica. (**b**) A TCFC do mesmo dente mostra que não há preenchimento radicular no canal mesiovestibular com periodontite apical extensa (plano sagital). (**c**, **d**) o plano axial mostra que não há preenchimento radicular em ambos os canais mesiais com periodontite apical extensa. (**e**) Uma vista panorâmica de raios X para o segundo molar superior direito sugere a presença de periodontite apical perto do seio maxilar. (**f**) Uma vista de plano sagital de uma TCFC do mesmo dente confirma a presença de periodontite apical perto do seio maxilar. (**g**, **h**) Os planos frontal e axial (respetivamente) confirmam o contacto íntimo com o seio maxilar.

Imagiologia por ultra-sons (US)

A US combinada com o Doppler de potência a cores (imagiologia em tempo real) é outra tecnologia de imagiologia não invasiva que não utiliza radiação ionizante. A imagiologia por ultra-sons em tempo real, também designada por ecotomografia ou ecografia em tempo real, tem sido a técnica de diagnóstico mais utilizada em muitos campos da medicina. O sistema de imagiologia no exame ecográfico baseia-se na reflexão de ondas de ultra-sons denominadas "ecos" e a sua aplicação à endodontia tem demonstrado sucesso.

A US foi considerada uma técnica de diagnóstico fiável no diagnóstico diferencial de lesões periapicais (granulomas versus quistos). As desvantagens incluem a sua utilização apenas na região anterior, onde existe pouco ou nenhum osso cortical sobrejacente, uma vez que as ondas sonoras são bloqueadas pelo osso. Para além disso, a interpretação das imagens de US é geralmente limitada a radiologistas com formação extensiva.

Estudos recentes demonstraram a utilização de imagens de US na monitorização da cicatrização de lesões periapicais após tratamento endodôntico, afirmando assim que os ultra-sons podem detetar a cicatrização mais cedo do que a radiografia.[20-22] No entanto, ainda não são amplamente utilizados, pois o diagnóstico diferencial de granuloma e cisto não é considerado importante no planeamento do tratamento. A Figura 4 descreve a aplicação do ultrassom na endodontia.

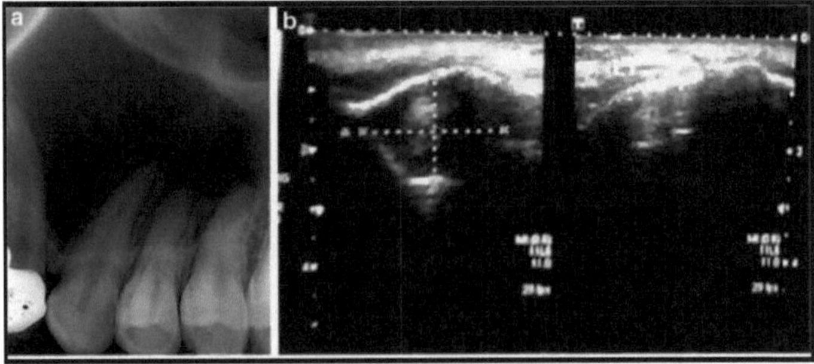

Fig. 4 (**a**) IOPA periapical intra-oral mostrando uma radiolucência periapical grande, bem

definida e corticada, associada ao canino superior esquerdo, primeiro e segundo pré-molares, sugestiva de quisto periapical. (**b**) A imagem de ultrassom mostra a superfície da placa cortical vestibular afinada do osso como borda hiperecóica e a superfície profunda da lesão periapical, e a área anecóica entre as duas devido ao conteúdo fluido, sugestiva de quisto periapical.

Imagiologia por Ressonância Magnética (MRI)

A RMN é também uma tecnologia de imagiologia não invasiva que utiliza ondas de rádio em vez de radiação ionizante, pelo que não apresenta riscos para a saúde e é de utilização segura. O conceito subjacente à sua utilização é um forte campo magnético que leva à excitação dos átomos de hidrogénio nos tecidos.

A RM pode ser utilizada para a investigação de condições pulpares e periapicais, bem como da sua extensão e implicações anatómicas. No entanto, tem vários inconvenientes. Estas incluem uma resolução fraca em comparação com as radiografias convencionais, tempos de exame mais longos em comparação com a TC, custos mais elevados e acesso limitado apenas a unidades de radiologia dedicadas. Os diferentes tecidos duros, como o esmalte e a dentina, não podem ser diferenciados uns dos outros ou de objectos metálicos, uma vez que todos eles aparecem radiolucentes. A imagiologia por RM não pode ser utilizada em doentes com pacemaker devido à presença de um forte campo magnético.

Uma modificação recente na imagiologia por RM, a SWIFT-MRI (Sweep Imaging with Fourier Transform), mostra uma utilização promissora na endodontia, uma vez que oferece imagens tridimensionais simultâneas dos tecidos duros e moles dos dentes (Fig. 5).[24]

Outros avanços na imagiologia endodôntica, como a *tomografia computorizada de abertura sintonizada (TACT), a micro-CT e a tomografia computorizada em espiral (SCT),* não são discutidos, uma vez que ainda não são amplamente utilizados na prática. A micro-TC não é utilizada para a imagiologia in vivo devido à elevada dose de radiação necessária. A TACT (uma técnica de TC alternativa) ainda não está disponível comercialmente para aplicações dentárias.

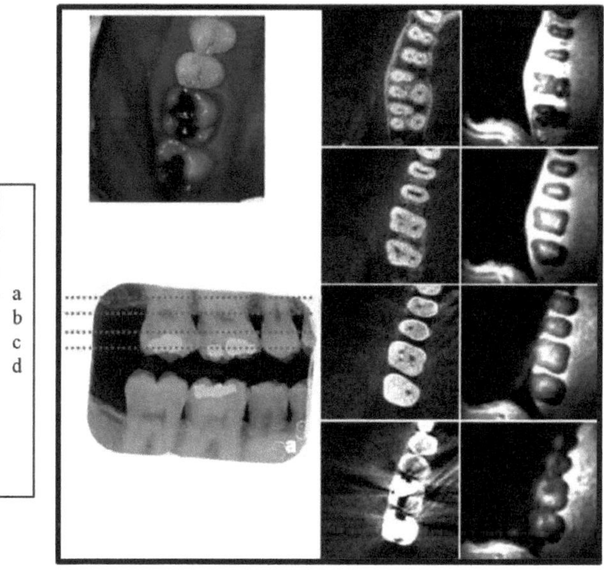

Fig. 5 Imagens in vivo dos dentes posteriores direitos. A fotografia mostra os dentes maxilares que também são fotografados com uma radiografia 2D tradicional utilizada para detetar cáries interproximais. As linhas pontilhadas, representadas por **a**, **b**, **c** e **d**, estão correlacionadas com as imagens transversais de CBCT e SWIFT nesses níveis, de mais superior para mais próximo da ponta da raiz, movendo-se inferiormente para a coroa dos dentes. Note-se a ausência de distorção da imagem associada às restaurações de amálgama oclusal nas secções SWIFT em comparação com as secções CBCT. (SWIFT: cortes selecionados com diâmetro FOV de 110 mm e tamanho de voxel isotrópico de 430 μm)

Testadores de polpa eléctricos/digitais

A determinação do estado do tecido pulpar dentário é essencial para o diagnóstico correto na clínica dentária. Atualmente, não existe uma única técnica fiável que possa diagnosticar todas as condições da polpa. No entanto, uma análise cuidadosa da queixa principal, da história dentária, do exame clínico, das radiografias e de outras investigações conduz geralmente ao diagnóstico das doenças subjacentes.

O exame histológico de secções de amostras de tecido pulpar é considerado a forma mais exacta de avaliar o estado da polpa, uma vez que permite avaliar a presença e a extensão da inflamação ou a presença de necrose tecidular. No entanto, é impraticável e não é viável na prática dentária, pelo que os clínicos têm de utilizar outras investigações, incluindo dispositivos de teste da polpa, para avaliar o estado da polpa dentária durante o diagnóstico. Durante muito tempo, todos os testes da polpa sofreram de deficiências relacionadas com a precisão, fiabilidade e reprodutibilidade. A aplicação de um teste pulpar adequado é importante, uma vez que nem todos os testes pulpares são apropriados para todas as situações clínicas.

É muito importante distinguir entre teste de vitalidade e teste de sensibilidade. O teste de vitalidade pulpar inclui uma avaliação do suprimento sanguíneo da polpa. Os testes de sensibilidade da polpa avaliam a resposta sensorial da polpa, ou seja, a capacidade da polpa de responder a um estímulo. A resposta positiva da polpa a um estímulo indica a presença de inervação, e os clínicos assumem que a polpa tem uma circulação sanguínea viável.

Assim, a polpa está saudável ou inflamada. A resposta negativa da polpa a um estímulo pode sugerir a necrose dos tecidos pulpares. No entanto, deve-se ter cuidado com a limitação dos testes de sensibilidade e com a possibilidade de respostas falsas, positivas ou negativas.

O teste elétrico da polpa (EPT) é um dos testes de sensibilidade. A tecnologia EPT baseia-se na produção de impulsos de polaridade negativa, capazes de reduzir as tensões necessárias para estimular a resposta nervosa na polpa e no tecido periodontal.[25]

Os estímulos eléctricos podem causar uma alteração iónica através da membrana neural, o que induz um potencial de ação com uma ação de salto rápido nos nódulos de Ranvier nos nervos mielinizados.[26] Existem dois modos de EPT: bipolar e monopolar. Ambos podem ser subdivididos em dispositivos com ou sem fios.[27, 28] Os tipos mais comuns são os EPT sem fios e alimentados por pilhas.

Os dispositivos bipolares eram comuns até meados da década de 1950. Envolviam a utilização de dois eléctrodos, um colocado na superfície vestibular do dente e o outro na superfície palatina/lingual. A corrente eléctrica passa de um elétrodo para o outro através da coroa. Na EPT monopolar, apenas um elétrodo é aplicado na superfície do dente. O circuito deve ser completado colocando o clipe metálico no lábio do paciente. Tocar no cabo da sonda com a mão do paciente também pode completar o circuito.[29-31] Para testar o estado da polpa, a intensidade da corrente é aumentada gradualmente. Nos casos de tecido pulpar vital, o paciente começa a sentir uma sensação de "formigueiro" quando a tensão atinge o nível do limiar da dor.[32] O limiar é atingido quando é ativado um número suficiente de terminais nervosos.[28,33] O nível do limiar da dor varia entre dentes e pacientes. É afetado pela idade do doente, pela condução da superfície do dente, pela perceção da dor e por outros factores.[34]

Um estudo inicial em animais com cães mostrou que a EPT pode interferir com um pacemaker, resultando no risco de precipitar uma arritmia cardíaca.[35] Com base neste estudo, foi estabelecida uma recomendação para não utilizar a EPT em doentes com pacemaker. No entanto, estudos mais recentes in vitro e em seres humanos demonstraram que, com as novas gerações de pacemakers que possuem uma melhor proteção, não existe qualquer interferência da EPT ou de quaisquer outros dispositivos dentários eléctricos nos pacemakers.[36, 37]

As EPT têm a limitação de não serem fiáveis em muitos casos. Por exemplo, eles podem produzir resultados falsos em dentes imaturos saudáveis.[26] Isso se deve ao fato de que pode levar até 5 anos após a erupção do dente para que as fibras mielinizadas alcancem o limite entre a polpa e a dentina no plexo de Rashkow. Os doentes submetidos a tratamento ortodôntico também podem apresentar resultados falsos de EPT devido à perturbação dos elementos sensoriais provocada pelo tratamento ortodôntico.[38] Do mesmo modo, os dentes recentemente traumatizados podem apresentar resultados falsos pela mesma razão.[39] A calcificação do canal pulpar é outra situação de falsa leitura da EPT. Nesse caso, o limiar de resposta sensorial é aumentado. Isto pode dever-se a um bloqueio completo da resposta sensorial. Os doentes com hipertiroidismo podem necessitar de uma intensidade de corrente eléctrica mais elevada do que os doentes normais para obter uma resposta da EPT.[26] A perda de sensibilidade da polpa à EPT também pode ser observada em caso de hiperemia pulpar.[4] 0 Por outro lado, os produtos de degradação dos tecidos pulpares necróticos podem provocar a estimulação da EPT, conduzindo a respostas falsas positivas.[41] Foi também referido que a resposta falsa positiva em dentes necróticos é causada pela passagem da corrente através dos tecidos periodontais ou gengivais.[42]

Considerações clínicas

O dispositivo EPT é sensível à técnica e tem várias limitações.[43] Para evitar falsas leituras, uma EPT requer um método de aplicação apropriado, um estímulo adequado e uma interpretação cuidadosa.[44] O método correto inclui, em primeiro lugar, o bom isolamento do dente e a colocação firme da ponta da sonda na superfície do dente. Recomenda-se a oclusão de dois terços da superfície vestibular, pois permite resultados mais consistentes.[45] No entanto, foi relatado que a colocação do elétrodo no bordo incisal dos dentes anteriores desencadeia uma resposta com a menor quantidade de corrente eléctrica.[46] Em molares permanentes, a maior concentração de elementos neurais é observada nos cornos pulpares, e a menor, na região cervical da polpa.[47] Assim, o local ideal para a colocação do elétrodo EPT foi referido como sendo na ponta da cúspide mesio-bucal.[25]

Recomenda-se vivamente a utilização de um meio condutor entre a ponta da sonda e a superfície do dente para melhorar a condutividade eléctrica.[48] Também é importante confirmar que o dente alvo não está em contacto com os dentes adjacentes, uma vez que isso pode causar uma resposta imprecisa, como se observa quando dois dentes adjacentes têm restaurações metálicas proximais. O mesmo pode ser dito para os pacientes que usam bandas ortodônticas.[42, 49]

Localizadores Apex

Os procedimentos da TCR (ou seja, limpeza, moldagem e obturação radicular) devem ser confinados dentro do sistema de canais radiculares. A determinação do comprimento de trabalho (WL) é um passo essencial na RCT. O WL é normalmente definido como "a distância entre um ponto de referência coronal e o limite apical da preparação".[50] Muitas escolas de medicina dentária consideram a junção dentino-cementária (DCJ) como o ponto ideal para terminar a preparação (Fig. 4.6).[51] No entanto, a DCJ é um ponto histológico que não pode ser localizado clinicamente. No entanto, a constrição apical (CA) está quase ao nível da JCD e está normalmente localizada a cerca de 1 mm do ápice da raiz.[50] Para muitos clínicos, a AC é considerada o fim do canal radicular e qualquer instrumentação ou obturação para além deste ponto é considerada como sobre-instrumentação/obturação excessiva. Outros clínicos consideram o ápice anatómico como o fim do canal radicular e a sobre-instrumentação/sobre-obturação começa apenas para além deste nível.

Tradicionalmente, o WL tem sido determinado através da realização de radiografias PA quando uma lima é inserida num comprimento previamente estimado do canal. No entanto, o desenvolvimento de novos dispositivos electrónicos conhecidos como localizadores electrónicos do ápice provou ser mais exato, preciso e previsível na determinação do comprimento do canal.[52,53] O localizador apical é definido como um dispositivo endodôntico eletrónico utilizado para determinar o comprimento do espaço do canal radicular através da determinação da posição do CA. Verificou-se que o CA tem uma resistência eléctrica de 6,5 quilo ohms (kΩ), e esta caraterística específica esteve na base do desenvolvimento dos localizadores apicais.

Desenvolvimento de localizadores apicais electrónicos

Os localizadores apicais electrónicos estão em prática há mais de 40 anos. A constrição apical da raiz tem uma resistência específica à corrente eléctrica. Esta resistência pode ser medida utilizando um par de eléctrodos. Os eléctrodos do localizador apical são a lima endodôntica e o clip labial. Estes dispositivos são capazes de detetar o ponto em que a lima entra em contacto com o tecido periodontal.[54,55] As primeiras gerações de localizadores apicais não eram fiáveis e sofriam de muitos erros. A presença de fluidos no canal radicular conduzia a erros. No entanto, as novas gerações são mais precisas, mais fiáveis e tornaram-se dispositivos básicos utilizados no tratamento endodôntico.

O primeiro método eletrónico para determinar o comprimento do canal radicular foi desenvolvido por Sunada (1962), que construiu um dispositivo simples que pode ser utilizado clinicamente para determinar o comprimento do canal radicular.[54] O dispositivo dependia da constância da resistência eléctrica entre a mucosa e o periodonto, que é de cerca de 6,5 kΩ. Verificou-se que este valor era constante em qualquer parte do periodonto, independentemente da idade do paciente, do tipo de dente e da forma da raiz. Uma grande evolução foi alcançada em 1970 por Inoue, que relatou o uso do Sono Explorer. Posteriormente, com base nas pesquisas de Inoue, foi utilizado um loop oscilador para calibrar e medir a frequência na profundidade das bolsas periodontais de cada dente. A terceira geração de localizadores apicais foi lançada no final da década de 1980, quando Kobayashi utilizou um dispositivo baseado na relação de impedância de múltiplos canais para medir a impedância de duas frequências diferentes simultaneamente.[55]

A capacidade dos localizadores apicais para determinar o momento em que uma lima entra em contacto com o tecido periodontal aumenta as suas vantagens. São muito úteis para detetar perfurações em raízes ou câmaras pulpares, fracturas horizontais, reabsorções internas e externas. Também são úteis na RCT de dentes imaturos com formação radicular incompleta. Alguns localizadores apicais podem ser utilizados para detetar a sensibilidade dos dentes. Outros são combinados com uma peça de mão eletrónica (por exemplo, Root Zx II) e são capazes de determinar o WL com a mesma precisão que as unidades autónomas.[56]

Como é que os localizadores Apex funcionam?

O princípio do localizador apical baseia-se na resistência eléctrica dos diferentes tecidos. Verificou-se que o valor da resistência eléctrica entre o ligamento periodontal e a mucosa oral é constante (6,5 kΩ).[57] Os localizadores apicais produzem uma corrente eléctrica direta com uma voltagem conhecida que passa através da lima endodôntica e é recapturada por um gancho metálico. Quando a ponta da lima atinge o ligamento periodontal *(R* = 6,5 kΩ), o circuito está completo e o localizador apical emite um sinal sonoro e apresenta um valor "0" no ecrã. Alguns dispositivos podem apresentar outros sinais, como uma luz intermitente ou um ponteiro no ecrã, uma leitura digital ou um sinal sonoro.

Gerações de localizadores Apex

A *primeira* geração de localizadores apicais, o "Resistance-Based Apex Locator", foi concebida para medir a resistência da corrente eléctrica, considerando que a resistência do ligamento periodontal é igual à da mucosa oral. O dispositivo deve ser utilizado num canal seco e a lima K pode ser utilizada com ele. No entanto, foram registadas muitas deficiências nestes dispositivos. A precisão é reduzida num canal húmido, ou seja, na presença de tecido pulpar remanescente, hemorragia excessiva ou exsudado inflamatório no sistema de canais radiculares. Também podem ser encontradas leituras falsas no caso de canais obstruídos, dentes cariados, presença de restaurações defeituosas, restaurações metálicas e casos de perfurações.[54-58] Os dispositivos utilizam uma corrente eléctrica direta que pode causar a sensação de choque elétrico no paciente. Além disso, em comparação com o comprimento de onda determinado por radiografias, estes dispositivos foram considerados pouco fiáveis, uma vez que muitas das leituras eram significativamente mais longas ou mais curtas do que o comprimento de onda real.[55] Alguns exemplos de localizadores apicais da primeira geração: O Root Canal Meter (Onuki Medical Co., Japão), (Fig. 6a), Meter S II (Onuki Medical Co., Japão), o Dentometer (Dahin Electro medicine, Dinamarca), e o Endo Radar (Electronica Liarre, Itália).

A *segunda* geração era conhecida como localizadores apicais do tipo impedância, porque os dispositivos aqui dependiam do princípio da impedância. O princípio da impedância sugere a presença de impedância eléctrica ao longo da parede do canal do dente. Essa impedância aumenta gradualmente e atinge seu maior valor na parte apical antes de cair drasticamente na junção cemento-dentinária. Os aparelhos desta geração utilizavam corrente eléctrica alternada, o que permitiu a conceção de um sistema eletrónico. No entanto, foram observados problemas semelhantes de leituras incorrectas. Para obter uma leitura precisa, o canal radicular deve estar livre de materiais electrocondutores.[59] Outra desvantagem dos dispositivos era o facto de necessitarem de calibração antes de serem utilizados, de serem necessários cálculos complicados após a utilização e de não existir uma leitura digital. Além disso, era necessário utilizar sondas especiais revestidas com estes dispositivos em vez de instrumentos endodônticos. As sondas revestidas têm o problema de serem difíceis de colocar em canais estreitos e perdem o seu benefício após a autoclavagem.[53-58] O Sono-Explorer M-III (Hayashi Dental Supply, Japão) e o AnalyticZEndo (Orange, EUA) (Fig. 6b) são alguns exemplos de aparelhos desta geração.

A *terceira* geração é também conhecida como localizadores apicais dependentes da frequência. Nesta geração, os dispositivos utilizam várias frequências para determinar a distância a que o instrumento se encontra da extremidade do canal. O dispositivo aqui dependia do facto de diferentes locais do canal radicular apresentarem impedâncias diferentes entre frequências baixas e altas (400 Hz a 8 kHz). O valor mais baixo encontra-se na parte coronal. À medida que a lima avança mais profundamente no canal, a diferença de impedâncias aumenta e atinge o valor mais elevado na CDJ. Os dispositivos contêm mais microprocessadores que podem efetuar o cálculo do algoritmo necessário. Ao contrário das gerações anteriores, os dispositivos podem funcionar com mais precisão na presença de eletrólito, como soro fisiológico ou hipoclorito de sódio. A principal desvantagem destes dispositivos é o facto de necessitarem de ser calibrados para cada canal.[53-58] Um exemplo desta geração é o Apit ou Endex/Apit- Endex (Osada, Japão) (Fig. 6c).

Na *quarta* geração (localizadores apicais do tipo relação), os dispositivos dependiam do facto de ser possível encontrar diferenças na combinação de valores de resistência e capacitância que fornecem o mesmo valor de impedância. Assim, em vez de medir a impedância como era feito na geração anterior, os localizadores desta geração medem a resistência e a capacitância separadamente, comparam-nas com uma base de dados e determinam a distância até ao forame apical do canal radicular. A precisão dos dispositivos torna-se melhor, com menor probabilidade de erros. A principal desvantagem dos dispositivos de quarta geração é o facto de terem de funcionar num canal seco ou parcialmente seco, o que os torna inaplicáveis em casos de exsudado intenso ou na presença de hemorragia.[53-58] Alguns dos dispositivos desta geração são o RootZX® (Morita, França), Elements Diagnostic Unit (Sybron Endo), AFA Apex Finder, ROOT ZX II (Fig. 6d) e PROPEX II (Henry Schein Dental).

Observa-se uma grande melhoria na **quinta** geração, em que os localizadores apicais podem funcionar com precisão em qualquer condição do canal radicular: seco, húmido, a sangrar ou preenchido com qualquer tipo de irrigantes.[5] 9 Os dispositivos podem ser utilizados sem necessidade de calibração prévia. Utilizam frequências múltiplas em vez de frequências duplas. Alguns exemplos de localizadores apicais electrónicos desta geração estão atualmente disponíveis no mercado: Raypex 5® , VDW, Allemagne, Apex Pointer+® (Micro-Mega, França), Propex II® (Dentsply Maillefer, França), Novapex® (VDW, Munique), e Endometr e-Magic Finder (S-Denti Co., Ltd) (Fig. 6e).

A *sexta* geração, também conhecida como localizadores apicais adaptativos, continua a utilizar o sistema multifrequência. Podem funcionar com boa precisão em condições secas e húmidas, mesmo com a presença de sangue ou exsudados.[60] Podem adaptar-se continuamente ao grau de humidade no canal radicular.[55] Além disso, os dispositivos são capazes de produzir diferentes tipos de som para indicar o progresso da lima no canal radicular. O Raypex® 6 Apex Locator (VDW) e o ProPex Pixi (Dentsply, EUA) são exemplos desta geração (Fig. 6).[61]

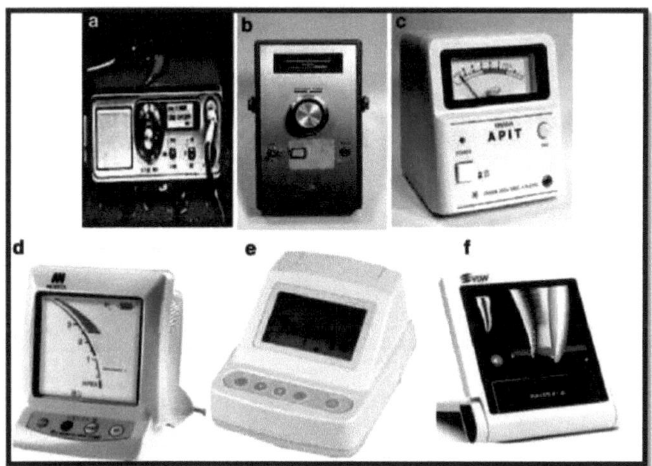

Fig. 6 Diferentes modelos de localizadores apicais; (**a**): Root Canal Meter (primeira geração); (**b**) Sono-- Explorer (segunda geração); (**c**) Endex apit locator (terceira geração); (**d**) Root ZX II (quarta geração); (**e**) Endometer-Magic Finder EMF-100 (quinta geração); (**f**) Raypex® 6 Apex Locator (sexta geração)

Sons e ultra-sons

A utilização de ultra-sons em medicina dentária foi introduzida pela primeira vez por Richman em 1957.[62] A sua principal utilização em medicina dentária é na destartarização e no planeamento radicular dos dentes e na terapia dos canais radiculares.[58] O termo *Endosónica (Ultra-sons em endodontia)* foi cunhado pela primeira vez por Martin e Cunningham e foi definido como o sistema ultrassónico e sinérgico de instrumentação e desinfeção do canal radicular. [63,64]

Na endodontia, os dispositivos ultra-sónicos podem ser utilizados tanto na instrumentação como na irrigação ultra-sónica passiva (PUI). No entanto, devido à sua natureza agressiva e à dificuldade em controlar a remoção de dentina, já não são utilizados para instrumentação. 65-67

As vantagens da utilização dos ultra-sons na endodontia incluem a preparação do acesso e o refinamento dos canais radiculares, a remoção de obstruções intra-canais, tais como instrumentos e postes partidos, a preparação e o refinamento da cavidade da extremidade radicular, a colocação de materiais de obturação retrógrados, a condensação ultra-sónica da guta-percha, a irrigação passiva (sónica ou ultra-sónica) e a ativação da agulha durante a irrigação sónica ou ultra-sónica (irrigação ativa).

A irrigação ultra-sónica e, mais recentemente, a irrigação sónica é uma tecnologia que se baseia na vibração da própria agulha de irrigação, melhorando assim a lavagem e aumentando a permeação do sistema de canais radiculares pela solução de irrigação.

Tipos de dispositivos sónicos

Rispi-Sonic file and Endo Activator	These devices facilitate penetration of the irrigant, and improve mechanical cleansing, compared to needle irrigation[68]
Vibringe	This uses traditional syringe–needle delivery, in addition to the sonic vibration thus showing better results than traditional syringe irrigation in the apical part of the canal[69]

A ativação dos irrigantes é atribuída a fenómenos de cavitação e de fluxo acústico, criados pelos dispositivos ultra-sónicos. A cavitação ocorre quando os ultra-sons geram bolhas para criar um efeito de pressão-vácuo. Este efeito é mínimo e restringe-se à área da ponta do dispositivo. O fluxo acústico é uma circulação constante e unidirecional de fluido na proximidade de um pequeno objeto vibratório.[70]

Os dispositivos sónicos geram um movimento significativo para a frente e para trás da ponta do dispositivo, o que é eficaz na desinfeção dos canais.[71] A tecnologia sónica tem pontas de polímero flexíveis e não cortantes que mantêm a integridade anatómica da preparação final.[67,72,73] Pelo contrário, as pontas de inserção ultra-sónicas que entram em contacto com a dentina cortam a dentina e geram a sua própria camada de esfregaço, uma vez que são fabricadas a partir de ligas metálicas.

Uma ponteira de polímero com acionamento sónico continuará a mover-se mesmo quando restringida, ao contrário de uma ponteira com vibração ultra-sónica.[74] Uma perda de movimento da ponta pode comprometer a troca de irrigante.

A introdução da tecnologia ultra-sónica melhorou significativamente o resultado do tratamento e o prognóstico das cirurgias de extremidades radiculares.[75] A vantagem clínica mais relevante é a melhoria do acesso à área da extremidade radicular. A disponibilidade de diferentes tamanhos de retro-pontas com diferentes angulações leva a uma osteotomia mais pequena para o acesso cirúrgico.[76] É necessária uma monitorização cuidadosa da intensidade da energia ultra-sónica, de modo a evitar a fratura das pontas no local cirúrgico apical.

Administração digital de anestésicos locais

É muito importante controlar a dor e a ansiedade durante um procedimento endodôntico. Nas últimas duas décadas, foi desenvolvida uma variedade de diferentes dispositivos de injeção sem a utilização de uma agulha.

A Anestesia Dentária Eletrónica (AED), introduzida por Shealy em 1967, envolve a utilização do princípio da estimulação eléctrica nervosa transcutânea (TENS) para ajudar a controlar a dor crónica. A AED é muito bem sucedida em procedimentos periodontais, mas não é bem sucedida em procedimentos cirúrgicos e endodônticos.[79]

A iontoforese foi introduzida pela primeira vez em 1993. Embora Gangarosa tenha descrito a utilização da iontoforese para as aplicações básicas em medicina dentária, tais como o tratamento da dentina hipersensível, o tratamento de úlceras orais e lesões de herpes labial e a anestesia tópica, não existem provas suficientes nem estudos recentes sobre a aplicação da iontoforese em medicina dentária.[80]

A administração de anestesia local controlada por computador (CCLAD) é um novo conceito de administração de anestesia dentária, tendo sido introduzido pela primeira vez em meados da década de 1990. A tecnologia informática é utilizada para controlar a velocidade do fluxo da solução anestésica através de uma agulha.[81] É administrado um volume constante de solução anestésica a uma pressão pré-definida, tornando assim a administração menos dolorosa e mais controlada. Isto confere ao médico a vantagem de uma melhor sensibilidade tátil. As desvantagens incluem o custo mais elevado e a velocidade de injeção à velocidade mais lenta da bomba. Uma vez que é necessário um período de tempo de 4 minutos para aplicar completamente um cartucho de anestésico local, pode causar impaciência e stress em alguns doentes.[81] Outra desvantagem é o facto de este método não eliminar a utilização de uma agulha.

O *Wand*™ (Milestone Scientific, Inc., Livingston, NJ, EUA), um dispositivo CCLAD, foi introduzido em 1997. Não utiliza uma seringa tradicional e tem três componentes principais, nomeadamente, a unidade de base, o pedal e o conjunto da cabeça descartável. Devido ao maior controlo sobre a seringa e às taxas de fluxo fixas do fármaco LA, a varinha é considerada eficaz na redução da dor, especialmente em locais de injeção dolorosos, como a infiltração palatina, o ligamento periodontal ou as injecções intra-ósseas e os bloqueios incisivos. A ausência de uma seringa tradicional torna-a útil para reduzir a apreensão das crianças. Estão disponíveis três modos de velocidade de injeção: lento (0,005 ml/s), rápido (0,03 ml/s) e turbo (0,06 ml/s).

Em 2006, a Milestone Scientific introduziu um novo dispositivo chamado *Single Tooth Anaesthesia (STA)*. O STA incorpora a tecnologia de deteção de pressão dinâmica (DPS) que proporciona uma monitorização constante da pressão de saída da solução anestésica local durante a administração do medicamento. O DPS também ajuda a determinar a pressão na ponta da agulha, de modo a identificar a colocação ideal da agulha para as injecções de PDL. Com o sistema STA, pode ser administrado um maior volume de solução de AL, uma vez que a quantidade e a pressão são calculadas pelo sistema em vez do operador, proporcionando assim maior conforto e menos danos nos tecidos do que a seringa tradicional para o doente. O STA tem três modos de taxa de injeção, nomeadamente, o modo STA: taxa de injeção única e lenta; modo normal e modo turbo: taxa de injeção mais rápida - 0,06 ml/s.

A *seringa Comfort Control* é um novo dispositivo que difere dos outros sistemas CCLAD pelo facto de não ter pedal. A injeção e a aspiração podem ser controladas diretamente a partir da seringa, tornando-a mais fácil de utilizar. Mas a desvantagem é que a seringa é volumosa e mais difícil de utilizar do que os outros dispositivos controlados por computador. Uma comparação entre a seringa dentária tradicional e a seringa Comfort Control não revelou diferenças significativas na facilidade de administração, na dor e eficácia da injeção e na aceitabilidade do doente.[82]

Sistemas de instrumentação automatizados (motores eléctricos para endodontia)

Os sistemas de instrumentação automatizados são dispositivos desenvolvidos para melhorar a eficiência da velocidade do processo endodôntico. Permitem a utilização de instrumentos acionados mecanicamente.[83] A história dos dispositivos de preparação automatizados remonta a 1871, quando foi utilizada a primeira broca com motor de pé no sentido dos ponteiros do relógio. As peças de mão rectas eram bem conhecidas na década de 1880. Estavam permanentemente ligadas a um cabo flexível de motor de pé e convertidas em peças de mão angulares através da ligação de um acessório adicional à extremidade dianteira.[84] Em 1960, a liga de níquel-titânio (NiTi) foi desenvolvida por William Bueller (Maryland, EUA). As vantagens da liga de NiTi para o fabrico de limas rotativas endodônticas foram rapidamente reconhecidas. Foi desenvolvida uma nova geração de motores de controlo de baixo binário (conhecidos como motores endodônticos) para melhorar a preparação do canal radicular utilizando instrumentos de NiTi. Com o tempo, os motores endodônticos foram melhorados em termos de controlo de binário e cinemática que se tornaram ajustáveis em diferentes direcções.

Os motores endodônticos contêm normalmente uma unidade central que controla todo o dispositivo, um micro motor e uma peça de mão contra-ângulo onde podem ser adaptadas limas rotativas. Alguns motores possuem um pedal que permite efetuar as diferentes funções com o pé. Os motores endodônticos têm em consideração os baixos valores de binário na falha das limas rotativas de NiTi e podem fornecer um binário tão baixo como 1 N/cm2 , o que é considerado muito seguro para a preparação do canal radicular.[85] Alguns sistemas são fornecidos com definições programáveis e funções de inversão automática. Outros estão integrados com localizadores apicais. As empresas dentárias que produzem limas recomendam a utilização dos seus próprios motores endodônticos. No entanto, os motores endodônticos actuais são considerados completamente independentes do sistema de limas e, por conseguinte, qualquer motor endodôntico pode ser utilizado com qualquer sistema de limas, desde que tenha a função adequada. A nova geração de motores foi amplamente melhorada, acrescentando muitas caraterísticas valiosas, incluindo o ecrã tátil, o tamanho pequeno, o peso leve, os dispositivos autoclaváveis e a capacidade de produzir alta e baixa velocidade com menos ruído e vibração (ou seja, StarETorque, DentalEZ).

Motores endodônticos convencionais

Os sistemas de instrumentação automatizados foram concebidos para preparar corretamente os canais radiculares com menor risco de deformação ou separação das limas.[85,86] A vida útil das limas pode ser prolongada reduzindo a tensão máxima nas suas superfícies utilizando valores específicos de binário e velocidade.[87] O equilíbrio entre a velocidade e o binário é a chave para uma eficiência de corte adequada.[88]

O binário elevado torna o instrumento rotativo muito ativo, mas aumenta a possibilidade de bloqueio, deformação e separação do instrumento. Pelo contrário, um binário baixo é mais seguro e provoca uma menor fadiga cíclica nos instrumentos rotativos de NiTi.[89,90] No entanto, um binário baixo reduz a eficiência de corte e dificulta a progressão do instrumento no canal. O operador pode empurrar o instrumento apicalmente para compensar a fraca progressão, o que, por sua vez, aumenta a possibilidade de bloqueio, deformação e separação do instrumento. Cada lima rotativa tem o seu binário correto ideal. O binário correto é normalmente baixo para as limas de menor diâmetro ou menos cónicas. O binário correto deve ser definido cuidadosamente, logo abaixo do limite de elasticidade da lima.[90] À semelhança do binário elevado, a maior velocidade aumenta a eficiência de corte, mas tem as desvantagens de aumentar a possibilidade de separação dos instrumentos, alterar a anatomia do canal, especialmente nas partes curvas, perder o controlo e a sensação tátil. Os motores endodônticos convencionais oferecem uma grande variedade de velocidades, desde 150 rpm a 4000 rpm. O operador tem de ter cuidado ao selecionar a velocidade e o binário. Normalmente, segue-se a recomendação do fabricante do sistema rotativo. No entanto, acredita-se que estes

As recomendações dos ***sistemas de instrumentação automatizados (motores eléctricos endodônticos)*** não seriam ideais em todas as situações clínicas. Assim, foram desenvolvidas novas gerações de motores endodônticos com tarefas inteligentes adicionais.

Novos motores endodônticos

Alguns motores endodônticos recentes podem ter três modos de movimento. Estes são os movimentos contínuos, alternativos e não contínuos (conhecidos como modo de inversão de binário ótimo ou OTR). No modo contínuo, quando os níveis de binário aplicados na lima são iguais aos valores de binário definidos no motor, a rotação é interrompida ou a rotação é invertida. Deste modo, evita-se a deformação/separação da lima.

O primeiro sistema alternativo utilizado foi o Giromatic (MicroMega), que foi introduzido em 1964. O Giromatic e outros sistemas alternativos iniciais, como o EndoGripper (Moyco Union Broach, Montgomeryville, PA, EUA), o Intra-Endo 3 LD (KaVo, Biberach, Alemanha) e o Dynatrak (Dentsply DeTrey, Konstanz, Alemanha), utilizaram ângulos iguais de 90° de movimento no sentido horário (CW) e anti-horário (CCW).[91] O desempenho deste movimento recíproco foi considerado superior ao das limas manuais. Assim, novos ângulos iguais de 30° de rotação CW e CCW foram dependentes de outras peças de mão, tais como os sistemas M4 (SybronEndo, Orange, A, EUA), Endo-Eze (Ultradent Products Inc.,

South Jordan, UT, EUA) e Endo-Express SafeSider (Essential Dental Systems, South Hackensack, NJ, EUA).

Ao longo do tempo, foram registadas muitas desvantagens do movimento recíproco igual. Comparado com o movimento contínuo, o movimento recíproco igual é menos eficiente no corte, limitado na remoção de detritos para fora do canal e requer mais pressão interna para progredir no canal. Assim, o movimento alternativo assimétrico foi desenvolvido com as novas gerações de limas rotativas de NiTi. Atualmente, o motor Wave One (Dentsply Maillefer, Suíça) proporciona um movimento assimétrico de 150°CCW e 30°CW. O motor VDW Silver Reciproc (VDW, Munique, Alemanha) proporciona um movimento assimétrico de 170°CCW e 50°CW. Em ambos os motores, três ciclos de reciprocidade completam uma rotação inversa completa. Isto permite que a lima rotativa avance gradualmente para o interior do canal com menos pressão apical. Estão atualmente disponíveis novos motores com ângulo recíproco ajustável. Estes motores oferecem uma gama de ajuste entre 20° e 240° com um intervalo possível de 10° (Ai-Motor, Woodpecker, China).

A função de inversão de binário ótimo (OTR) é outra função que foi adicionada a uma nova geração de motor endodôntico (DentaPort ZX OTR) (Fig. 7). O principal objetivo deste módulo é evitar o encravamento da lima no interior do canal radicular. O sistema é capaz de mudar automaticamente da limagem normal para a ação OTR, dependendo da forma e do estado da lima no canal. Assim, a eficiência da limagem não é grandemente reduzida e a lima pode ser utilizada com o binário máximo (normalmente 3,5 Ncm) na parte coronal do canal para a pré-flaqueação. As limas com ângulos de classificação positivos (ação de corte em rotação para a frente) são recomendadas com a função OTR. Se o elétrodo contrário estiver ligado ao canto da boca do paciente, o localizador apical é ativado e a ponta da lima pode ser monitorizada durante a moldagem do canal. Isto permite a preparação do canal radicular sem danificar o ápice.

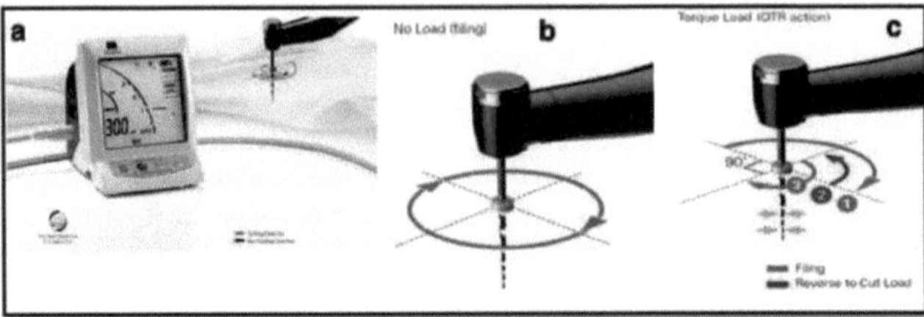

Fig. 7 Exemplo de uma nova geração de motor endodôntico com modo OTR. (**a**) DentaPort ZX OTR. Morita. (**b**) Quando a carga é inferior à definição do binário. A limagem é efectuada normalmente. (**c**) Quando a carga excede a definição do binário, a lima inverte 90° e depois avança 180°; isto é repetido conforme necessário *(Adaptado do Tri Auto ZXManual, Morita)*

Obturação

A utilização de calor para condensar a massa de guta-percha foi descrita pela primeira vez por Herbert Schilder em 1967 para melhor preencher os meandros do sistema de canais radiculares. Estudos demonstraram que as diferentes técnicas de obturação, quer utilizem ou não calor, não parecem afetar o prognóstico.[92] No entanto, uma análise recente da cicatrização de lesões periapicais após tratamento endodôntico com CBCT mostrou que a densidade da obturação radicular é um fator de previsão da cicatrização.[93]

As tecnologias de embalagem descendente são uma das tecnologias utilizadas para ajudar na eficiência e na densidade melhorada do *material* de obturação do canal radicular. Os dispositivos de aquecimento como o Touch and N Heat e o System B (SybronEndo) estão disponíveis há mais de uma década. Estes dispositivos eliminam a necessidade de um maçarico flamejante utilizado na técnica de Schilder e diminuem a incidência de lábios queimados. Permitem ao operador efetuar a compactação vertical da guta-percha, utilizando pontas autoclaváveis de vários tamanhos. Estes dispositivos eléctricos têm a vantagem de fornecer uma quantidade precisa de calor durante um longo período de tempo. A temperatura na ponta do transportador de calor pode ser monitorizada no ecrã integrado (Fig. 8). Dispositivos sem fios recentes, como o DownPak (EI, Hu-Friedy, Chicago, IL) ou o Endotec II (Medidenta International Inc.; Woodside, NY), funcionam a pilhas e permitem comodidade durante a técnica. O DownPak utiliza calor e vibração para a condensação vertical e lateral. Isto minimiza a necessidade de temperaturas elevadas durante a obturação. No entanto, independentemente do sistema/dispositivo utilizado, o potencial para um enchimento excessivo significativo do canal mantém-se.

O Obtura 3 (Obtura), o Calamus (Tulsa, Dentsply), o Ultrafil 3D (Hygienic,

Coltene, Whaledent, Akron, OH) ou a unidade de obturação Elements (SybronEndo) são os dispositivos mais utilizados para a *guta-percha termoplastificada.* A técnica eficaz requer que isto seja feito de forma incremental, com a compactação vertical efectuada entre os incrementos, para assegurar uma melhor compactação da guta-percha. Muitas empresas introduziram dispositivos integrados que contêm peças de mão para as técnicas de down pack e backfill (fluxo) (Calamus Dual, Dentsply Tulsa Dent Specialties; Elements obturation Unit, Kerr).

As técnicas baseadas em suporte são outra técnica de obturação baseada no calor. Consiste num suporte revestido com GP. Tradicionalmente, os suportes eram fabricados em aço inoxidável e titânio (Successfil, Hygienic-Coltene-Whaledent), mas atualmente são fabricados em plástico (Thermafil, Dentsply-Tulsa Dental; SimpliFill, Discus Dental, Culver City, CA) ou GP reticulado (Gutta Core, Dentsply Maillefer, Ballaigues, Suíça). Em todas estas técnicas, um suporte revestido com guta-percha que é ligeiramente maior em tamanho do que o instrumento de dimensionamento é colocado num forno até que a guta-percha esteja suficientemente macia e inserida no comprimento de trabalho. O forno oferece uma fonte de calor estável com mais controlo e uniformidade para plastificar a guta-percha. Estes sistemas baseados em suportes são populares devido à sua simplicidade e facilidade de utilização. No entanto, são normalmente mais difíceis de remover para pós-preparação ou durante o retratamento do que outros métodos de obturação do canal radicular.

Cada uma destas técnicas tem a sua quota-parte de benefícios e limitações. Variáveis como a complexidade da anatomia do canal radicular, o tipo de selante utilizado, os irritantes microbianos residuais no canal, a rapidez e eficácia da restauração, etc. devem ser tidas em consideração ao escolher uma técnica de obturação.

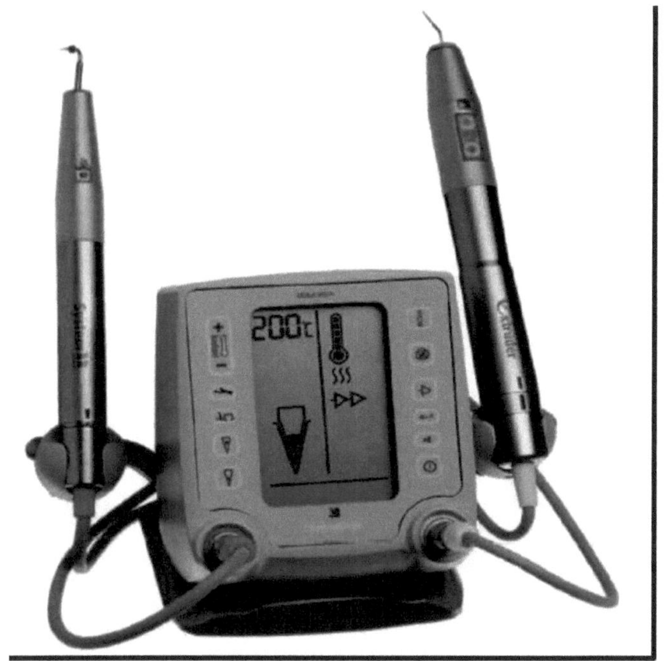

Fig. 8: Obturador de canal radicular de guta percha SYSTEM B, Sybron Endo, EUA.

Microscópio Operatório Cirúrgico (SOM)

A RCT envolve muitos procedimentos que podem ser descritos como "cegos"! Estes procedimentos são normalmente realizados utilizando a sensação tátil, uma vez que nada pode ser visto para além do orifício do canal. A única forma de ver o interior do canal radicular foi, durante muito tempo, através de uma radiografia.

O microscópio cirúrgico operatório (MCO) foi introduzido pela primeira vez na otorrinolaringologia na década de 1950, seguido pela neurocirurgia na década de 1960. A utilização do SOM na endodontia foi sugerida no início da década de 1990. Em 1999, Gary Carr introduziu um microscópio operatório com ótica galileana, onde a ótica paralela permitia ao utilizador focar no infinito sem esforço ocular.[94] O dispositivo era ergonómico, oferecia cinco ampliações (3,5× a 30×) e tinha alguns acessórios de documentação. Desde então, foram introduzidas no mercado diferentes gerações de microscópios com mais melhorias. Atualmente, existem muitas marcas, vários modelos e diferentes gerações e propriedades.

Componentes do SOM

Independentemente da marca e da geração, o SOM contém quatro componentes principais (Fig. 9a): 1, corpo do microscópio; 2, alojamento da fonte de luz; 3, estruturas de suporte; e 4, componentes de documentação. O corpo do SOM (Fig. 9b) é a parte principal. Contém oculares, binóculos, alterador de ampliação, botão de focagem, lente objetiva e divisor de feixe.

Oculares

São óculos de ampliação (Fig. 9b) com diferentes gamas de potências que podem atingir 20×. Têm definições de dioptria ajustáveis (de -5 a +5) que são utilizadas para ajustar a acomodação do objeto, ou seja, a capacidade de focar a lente dos olhos. Este aspeto é especialmente importante quando se utiliza um microscópio auxiliar ou equipamento de documentação. Na extremidade de cada ocular, existe um copo de borracha que pode ser virado para baixo para se adaptar aos médicos que usam óculos. A distância entre as duas oculares pode ser modificada através de uma tecla específica (tecla de distância interpupilar), de modo a que os campos de visão esquerdo e direito se tornem um só quando se olha através das oculares.[95]

Existem três tipos de oculares com base na qualidade e nas propriedades da correção da aberração ótica: Huygens (H), campo amplo (WF) e Plossl (PL). As oculares H são simples e baratas, mas têm menos qualidade em termos de visão do que as outras. As oculares WF proporcionam uma boa visão em todo o campo. As oculares PL são consideradas as mais sofisticadas e de alta qualidade, com boa correção das aberrações ópticas.[95]

Binóculos

O binóculo (Fig. 9b) contém as oculares e permite o ajustamento da distância interpupilar. O papel principal do binóculo consiste em projetar a imagem intermédia no plano focal das oculares, de modo a que os dois círculos divergentes de luz se combinem para formar um único foco. Podem ser modificados manualmente ou através de um pequeno botão. Uma vez determinada a distância interpupilar e a regulação das dioptrias, estas não devem ser alteradas, exceto se o microscópio for operado por outra pessoa. Existem três tipos de binóculos: com tubo reto, com tubo inclinado e com tubo inclinável. Os tubos dos binóculos rectos são paralelos à cabeça do microscópio. Esta conceção não é adequada para trabalhos dentários e é normalmente utilizada em otologia. Os tubos inclinados estão orientados a 45° constantes, ao passo que a angulação dos tubos inclináveis é ajustável numa série de ângulos. Os tubos inclinados proporcionam uma posição de trabalho mais confortável e são mais adequados para trabalhos dentários. Alguns SOM recentes possuem uma ferramenta ergonómica adicional conhecida como "extensor Carr", que permite uma posição mais ergonómica para o operador, afastando os binóculos do microscópio e aproximando-os do operador.[95]

Alterador de ampliação (MC)

O MC está localizado na cabeça do microscópio e é constituído por lentes com diferentes factores de ampliação. O MC pode ser manual com 3, 5 ou 6 passos; ou automático (comutador de zoom de potência). O MC automático consiste numa série de lentes que se movem para trás e para a frente num anel de focagem para fornecer diferentes factores de ampliação. A principal vantagem do comutador de zoom potente é evitar a perturbação visual momentânea que ocorre com os comutadores de passos manuais quando o médico altera a ampliação. No entanto, tem as seguintes desvantagens quando comparado com o MC manual:

- O número de lentes é muito superior.
- A deslocação da ampliação mínima para a máxima é lenta.
- Uma maior absorção da luz.
- Muito mais caro.

Lente objetiva

Esta é uma lente biconvexa que contém várias camadas de um revestimento antirreflexo em ambas as superfícies. Estas camadas reduzem a perda de luz de retorno de 2% por superfície da lente para apenas 0,5% por superfície da lente. A distância focal (que é a distância entre o ponto focal da lente objetiva e o centro da lente (Fig. 10) determina a distância de trabalho (que é o microscópio e o campo cirúrgico). Quanto maior for a distância focal, menor será a distância de trabalho, maior será a ampliação e mais estreito será o campo de visão. A gama de distâncias focais varia geralmente entre 100 mm e 400 mm.

Para o trabalho endodôntico, uma distância focal de 200 mm é considerada adequada, pois permite uma distância de trabalho de aproximadamente 20 cm (8 polegadas).

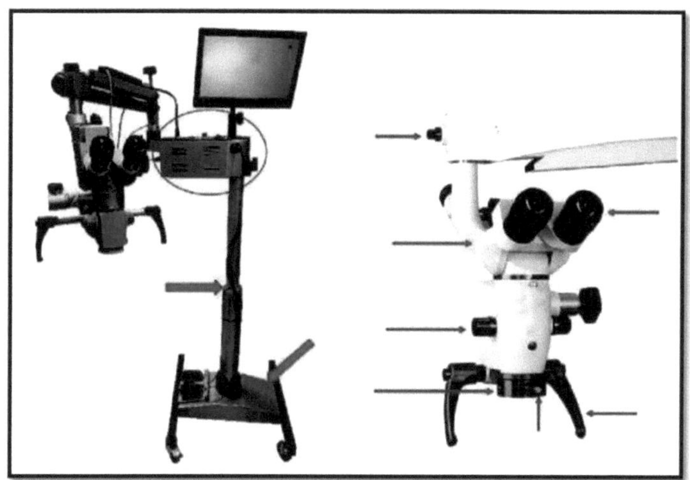

Fig. 9 (**a**) As partes principais do SOM. a, corpo do microscópio; b, caixa da fonte de luz; c, estrutura de suporte; d, componentes de documentação. (**b**) Os componentes do corpo. 1, botão de controlo da luminosidade; 2, oculares; 3, binóculos; 4, alterador de ampliação (MC); 5, lente objetiva; 6, pega; 7, botão de focagem fina

Ampliação total (TM)

A ampliação total (TM) depende de quatro factores diferentes. São eles a distância focal do binóculo (FLB), a distância focal da lente objetiva (FLOL), a potência da ocular (EP) e o fator de ampliação do alterador (MF). A TM pode ser calculada utilizando a seguinte fórmula:

TM = (FLB/FLOL) x EP x MF

A ampliação total do SOM varia entre 2,5 × e 32 × .

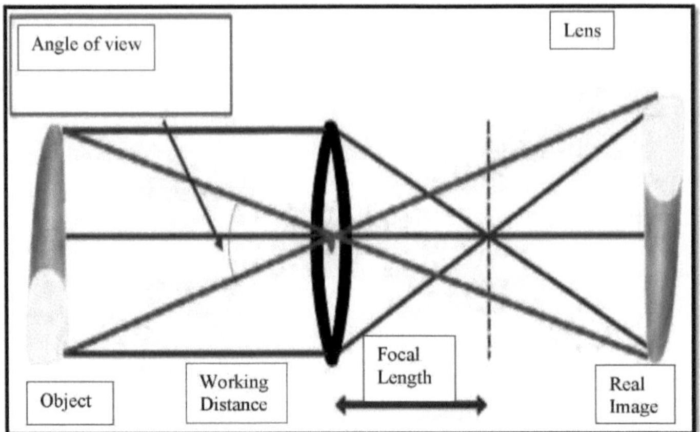

Fig. 10: A relação entre a distância focal, o comprimento da distância e o ângulo de visão. Quanto maior for a distância focal, maior será a ampliação, mais estreito será o campo de visão e menor será o comprimento de trabalho

Caixa da fonte de luz

As fontes de luz no SOM podem ser um de três sistemas comuns: halogéneo, xénon ou díodo emitido por luz (LED). A luz de halogéneo tem uma intensidade de cerca de 100 watts. Apresenta uma temperatura de cor mais baixa (amarelada) e não fornece iluminação suficiente para uma documentação de boa qualidade. Recentemente, foi introduzida uma nova geração de fonte de luz de halogéneo de fibra ótica, que é comparável à luz de xénon. A luz de xénon proporciona um aspeto natural e é melhor para a documentação. Tem uma intensidade de cerca de 180 watts, o que é adequado para o trabalho de endodontia. Além disso, a duração da lâmpada é muito superior à da luz de halogéneo (por exemplo, pode atingir 500 horas em microscópios OMPI). À semelhança da luz de xénon, o LED fornece luz branca com uma intensidade ligeiramente inferior e uma duração muito superior à do xénon (a duração do LED pode atingir 70 000 horas no Zumax OMS2350). Deve ter-se em atenção que a intensidade da luz diminui quando a ampliação é aumentada ou quando a distância de trabalho é aumentada. Por exemplo, se a distância de trabalho for duplicada, a intensidade da luz no objeto é reduzida para um quarto.

Estrutura de apoio

Esta é a estrutura que suporta as outras partes do SOM. O tipo de estrutura de suporte determina o tipo de montagem do SOM, ou seja, montagem no chão, no teto, na parede ou na mesa. A estrutura de suporte contém "Braços de Conexão Ajustáveis Contrabalançados" que permitem manobrar facilmente a cabeça do microscópio, e parar quando os operadores quiserem durante o trabalho. Nos SOMs mais recentes, todas as manobras podem ser efectuadas com uma mão e um pouco de força. Normalmente, é necessário acrescentar um sistema de equilíbrio à estrutura de suporte se estiver prevista a instalação de acessórios documentados adicionais (como a câmara) no SOM. Isto aumentará a segurança do SOM e evitará movimentos indesejáveis do corpo do SOM.

Componentes da documentação

Trata-se de acessórios adicionais que ajudam na documentação dos casos. Alguns microscópios não permitem a inserção de quaisquer acessórios, mas outros permitem. As oculares do microscópio assistente, a câmara SLR, a câmara CCD, a câmara de vídeo e o monitor são alguns exemplos destes acessórios.

Vantagens e desvantagens do SOM

O SOM proporciona ampliação e iluminação intensa. Isto melhora definitivamente o desempenho em endodontia e proporciona muitas vantagens, uma vez que ajuda a :[95-101]

- Melhorar a ergonomia para o médico.
- Melhorar o poder de diagnóstico.
- Preparar uma cavidade de acesso óptima.
- Preservar mais estrutura dentária.
- Encontrar canais escondidos e acessórios.
- Negociar canais calcificados.

- Localizar e recuperar instrumentos separados.
- Localizar e selar as perfurações.
- Reconhecer e localizar fracturas dentárias.
- Remover a obturação radicular antiga no contexto de um retratamento.
- Colocar o material de enchimento posterior.
- Identificar as fissuras de extremidade de raiz ressecadas.
- Reduzir o trauma cirúrgico.
- Reduzir a dor pós-operatória.

Por outro lado, existem algumas desvantagens na utilização do SOM em endodontia. Alguns deles são:

- Necessita de elevadas competências e de muita formação.
- Restringe o campo de trabalho.
- Menos controlo sobre o instrumento, uma vez que o operador só consegue ver a ponta do instrumento.
- Necessita de mais tempo e de uma sessão mais longa.
- Custo inicial elevado do equipamento e dos micro-instrumentos.

Como utilizar o microscópio dentário

A preparação do microscópio dentário deve envolver o posicionamento do doente, o posicionamento do operador e o posicionamento do microscópio.

Posicionamento do paciente

Em geral, o doente deve estar na posição plana para os dentes inferiores e na posição de Trendelenburg (cabeça ligeiramente baixada em relação à pélvis) para os dentes superiores (Fig. 11). A cadeira deve ser levantada de modo a obter espaço suficiente para as pernas do operador por baixo e para o microscópio por cima. A cabeça do doente deve então ser ligeiramente ajustada para a direita ou para a esquerda, de acordo com o campo de trabalho. Em caso de fraca visibilidade, a cabeça do doente é deslocada 10-20° para trás (Fig. 12).

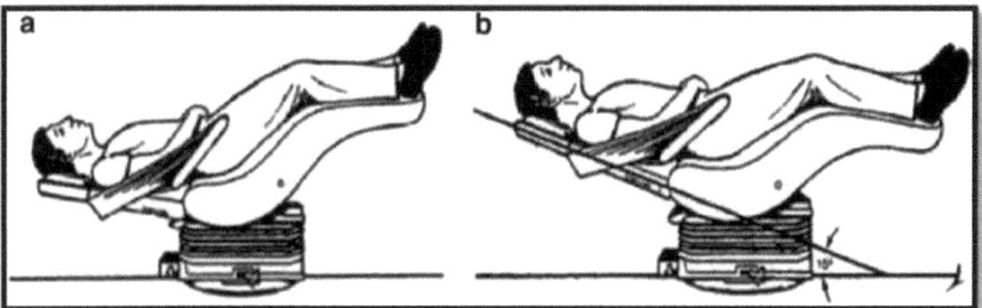

Fig. 11 (**a**) Posição do paciente para os dentes superiores (posição de Trendelenburg). (**b**) Posição do doente para os dentes superiores (posição plana)

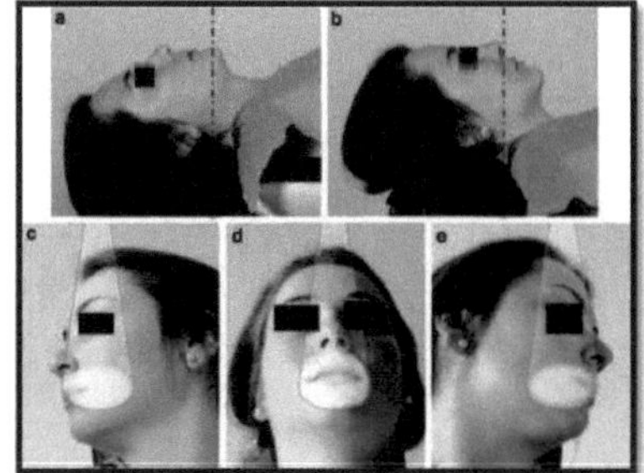

Fig. 12 (**a**) O plano oclusal mandibular deve ser vertical quando se trata de dentes inferiores. (**b**) O plano oclusal maxilar deve ser vertical quando se tratam os dentes superiores. (**c**, **d**, **e**) A cabeça do paciente deve ser colocada à direita, a direito, ou levantada da esquerda, de acordo com o campo de trabalho [95]

Posicionamento do operador

Qualquer posição ergonómica que permita uma boa visão e uma iluminação suficiente do campo cirúrgico é aceitável. Para dentistas destros, a posição sentada é entre as 7 e as 12 horas.[102] As posições das 11-12 horas são as mais comuns para todos os lados e todos os dentes. Alguns preferem as posições das 11-12 horas para os dentes superiores e das 8-9 horas para os dentes inferiores. Para o trabalho de endodontia, a visão indireta é sempre considerada. A posição do operador é selecionada tendo em consideração a posição do doente e a posição do microscópio. O operador deve ajustar a posição do assento de modo a que as costas fiquem perpendiculares ao chão, os joelhos a 90° em relação às ancas e os antebraços a 90° em relação aos braços. Os pés são colocados de forma plana no chão. Os olhais são inclinados de modo a que a cabeça e o pescoço fiquem confortavelmente apoiados. Estas recomendações são mantidas independentemente do arco ou dos quadrantes que estão a ser trabalhados.

Posicionamento do microscópio

O microscópio deve estar a uma distância de 200-250 mm do campo cirúrgico. Geralmente, é direcionado a 90° para o chão. Para melhorar a visibilidade, pode ser modificado e inclinado para baixo no plano axial das raízes, quando necessário. A distância interpupilar é então ajustada, seguida do ajuste do posicionamento da focagem fina para obter uma melhor visão do local da cirurgia.

Função de assistente

A utilização da SOM requer uma boa formação tanto do operador como do assistente. Os instrumentos, materiais e dispositivos devem ser colocados de forma a poderem ser facilmente alcançados. Recomenda-se a utilização de um carrinho endodôntico nas proximidades. Uma vez que o dentista deve estar sempre a olhar através das oculares, o assistente deve receber formação sobre como entregar corretamente os instrumentos e materiais necessários.

O uso da MOS na endodontia traz grandes benefícios e definitivamente melhora o resultado do tratamento endodôntico. Portanto, os autores deste capítulo acreditam que o uso da MOS em endodontia deve ser considerado como "obrigatório", pelo menos para o preparo da cavidade de acesso e localização dos canais radiculares.

Endodontia guiada por 3D

O conceito de "endodontia minimamente invasiva" deve ser considerado durante a preparação da cavidade de acesso. A remoção destrutiva ou desnecessária de tecido dentário deve ser sempre evitada.[103] Para preservar mais tecido dentário, foram introduzidas novas cavidades de acesso conservadoras (contraídas) e ultraconservadoras (ninja).[104] No entanto, em alguns cenários clínicos, a preparação da cavidade de acesso conservadora torna-se um desafio. Por exemplo, no caso de dentes com câmara pulpar coronal calcificada (pedra pulpar) ou canais esclerosados, os depósitos calcificados podem cobrir os orifícios dos canais radiculares ou bloquear os espaços do canal. O tratamento endodôntico destes dentes é considerado uma das tarefas mais difíceis em medicina dentária. A localização e a preparação dos canais calcificados podem resultar na remoção desnecessária de dentina, com o risco de perfuração ou fratura da raiz.[105] Isto pode ocorrer mesmo com a possibilidade da presença de um tecido mole estreito remanescente no canal radicular.[106] O prognóstico destes dentes pode ser consideravelmente afetado devido à perda excessiva de material dentário.[107] Recomenda-se vivamente a utilização de um microscópio cirúrgico operatório (MCO).

Mais recentemente, uma nova solução de "endodontia guiada" foi introduzida como uma nova abordagem para tratar dentes com canais pulpares calcificados e patologia apical.[108] O conceito desta nova abordagem depende da utilização de dados de tomografia computorizada para gerar um guia assistido por computador que serve para uma preparação precisa da cavidade de acesso. De facto, esta abordagem foi desenvolvida primeiro em implantologia dentária para orientar o cirurgião na colocação precisa de implantes. A posição ideal do implante pode ser determinada previamente utilizando a análise de TCFC e, em seguida, aplicada ao paciente utilizando diferentes técnicas de orientação estática e dinâmica.[109]

Orientação estática (orientação cirúrgica impressa em 3D)

Na orientação estática, um stent cirúrgico guiado é concebido através de um software de desenho assistido por computador (CAD) com base numa digitalização CBCT e impresso utilizando uma impressora 3D. O stent contém mangas metálicas dentro de uma base acrílica que guiam as brocas durante o procedimento cirúrgico. "Estático" refere-se ao facto de o implante ser colocado conforme predeterminado utilizando o stent cirúrgico sem a possibilidade de modificar ou alterar a posição.

Uma das principais desvantagens dos sistemas de orientação estática que restringiu a sua utilização é o facto de necessitarem de um grande espaço para acomodar a guia. Este facto dificulta a sua utilização em dentes posteriores ou em pacientes com abertura de boca limitada. As outras desvantagens incluem a dificuldade de modificar as dimensões e/ou angulações planeadas após o fabrico, as irrigações para arrefecer o osso durante a preparação são limitadas, consomem tempo, uma vez que requerem trabalhos laboratoriais, e são dispendiosas, tendo em conta o custo do plano protético pré-CBCT e do stent cirúrgico.[109,110]

A aplicação desta tecnologia à endodontia para o tratamento de dentes com tecido pulpar calcificado era apenas uma questão de tempo. Para os clínicos, o conceito de endodontia guiada por 3D apresentou uma técnica promissora e valiosa para um resultado endodôntico mais previsível, menos invasivo e com menor risco de danos iatrogénicos. Em 2016, Buchgreitz et al. e Zehnder et al. confirmaram a precisão da utilização de uma guia de broca estática para preparações de cavidades de acesso em pesquisas ex vivo.[111] No entanto, devem ser consideradas mais duas restrições para utilizar a guia estática no trabalho endodôntico. Em primeiro lugar, o paciente endodôntico chega normalmente à clínica dentária com dor aguda que requer interferência imediata e não pode esperar o tempo necessário para planear e preparar os procedimentos de orientação estática. Em segundo lugar, cada canal radicular deve ter a sua própria guia de broca. Isto significa a necessidade de ter várias guias de broca para dentes com vários canais, como os dentes posteriores, o que implica mais custos.[112]

A cavidade de acesso virtual ideal pode ser planeada utilizando um software informático, um exame pré-operatório de CBCT e tecnologia (CAD/CAM). Com base neste plano, é fabricado um modelo utilizando uma impressora 3D. O modelo será muito útil para orientar uma broca minimamente invasiva no sistema de canais radiculares calcificados.[113] A preparação da cavidade de acesso foi efectuada por dois operadores. A digitalização CBCT pós-operatória foi super imposta no planeamento virtual. O desvio das cavidades planeadas e preparadas foi medido em três dimensões e utilizado para avaliar a precisão. Os resultados mostraram que os modelos impressos utilizados para "endodontia guiada" permitiram aos operadores aceder a todos os canais radiculares até ao terço apical da raiz com um baixo desvio das cavidades de acesso planeadas e preparadas (Fig. 13).[111]

A mesma equipa aplicou a técnica de endodontia guiada por estática para tratar endodonticamente um dente com calcificação do canal pulpar. 8[10]

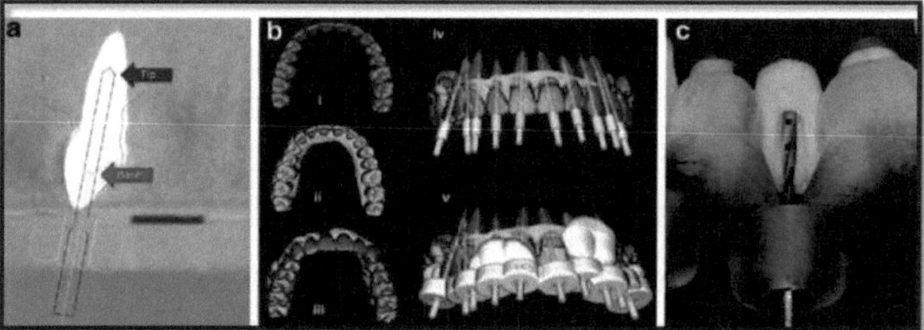

Fig. 13 (**a**) A broca virtual é sobreposta ao dente para criar um acesso em linha reta ao terço apical do canal radicular. A base da broca (seta vermelha) e a ponta da broca (seta azul) podem ser vistas. (**b**) A correspondência entre as digitalizações de CBCT e dos dentes, (i) digitalização de CBCT, (ii) digitalização dos dentes, (iii) digitalizações combinadas, (iv) broca virtual na digitalização combinada, (v) modelo desenhado (casquilhos e brocas). (**c**) Aplicação clínica, a broca foi guiada através da manga até ao terço apical do canal radicular.[111]

Orientação dinâmica (navegação 3D em direto)

A orientação dinâmica foi inicialmente introduzida para a cirurgia cranio-maxilo-facial[115] e posteriormente melhorada para determinar a posição ideal dos implantes dentários.[113] O sistema de orientação dinâmica contém tecnologias ópticas que permitem uma visão direta do local da cirurgia e proporciona uma visualização em tempo real. Esta tecnologia é muito semelhante aos sistemas de posicionamento global ou de navegação por satélite. O método de registo de traçado é conhecido como "traçar e colocar" ou técnica TAP. Com esta técnica, o exame de CBCT é carregado e registado através da seleção de três a seis pontos de referência radiográficos acessíveis (pontos) no ecrã. Em seguida, os pontos selecionados são traçados na boca do paciente. As vantagens da técnica TAP incluem a redução da exposição do paciente à radiação; em primeiro lugar, devido à possibilidade de utilizar um CBCT de pequeno volume e, em segundo lugar, porque elimina a necessidade de um segundo CBCT que é normalmente necessário com marcadores fiduciais metálicos colocados no maxilar através de um stent termoplástico. Além disso, a técnica TAP permite poupar tempo, minimizar o custo do procedimento e reduzir a probabilidade de erros causados por uma possível deslocação do stent durante o exame.[112] Alguns dos sistemas atualmente disponíveis são o Navident (ClaroNav), (Fig. 14), o RoboDent (RoboDent), o Image Guided Implantology (Image Navigation) e o X-Guide (X-Nav Technologies).

Em 2016, o Dr. Charles Maupin utilizou esta tecnologia pela primeira vez na endodontia para a preparação de cavidades de acesso em dentes calcificados. Foi óbvio que a orientação dinâmica resolve a maioria dos problemas que as guias de broca estáticas têm na aplicação endodôntica. Para a aplicação endodôntica, as localizações dos canais radiculares devem ser determinadas usando software de computador e dados pré-operatórios de CBCT. Os sistemas de orientação dinâmica, que envolvem um sistema de rastreio do movimento com câmaras ópticas, são então utilizados para fornecer um feedback dinâmico e visual em tempo real para orientar intra-operatoriamente a preparação do canal. A informação pré-planeada é transferida para o caso clínico real, e a posição exacta da peça de mão é continuamente monitorizada durante a preparação do canal.

Buchannan & Maupin relataram três casos utilizando um sistema de orientação dinâmica, o X-Guide (X-Nav Technologies, LLC, Lansdale, PA).[114] Foram utilizados dois tambores de digitalização como pontos de referência; um foi fixado ao maxilar do paciente antes da digitalização por TC e o outro foi fixado a um acessório de peça de mão com pega. Duas câmaras suspensas ligadas ao processador do computador foram utilizadas para traçar os pontos de referência, permitindo gerar um avatar do dente alvo no ecrã do computador. Isto permitiu ao operador observar a perfuração do dente em tempo real. A técnica foi menos invasiva e muito eficaz na localização de canais nos dentes calcificados.

Nahimas[112] demonstrou a precisão do Sistema de Orientação Dinâmica quando comparado com as técnicas tradicionais na preparação da cavidade de acesso num caso clínico. Conseguiram utilizar o software de navegação e a orientação dinâmica para localizar canais muito calcificados através de cavidades de acesso muito mais pequenas, preservando previamente mais estrutura dentária, utilizando o sistema de navegação dentária dinâmica Navident.

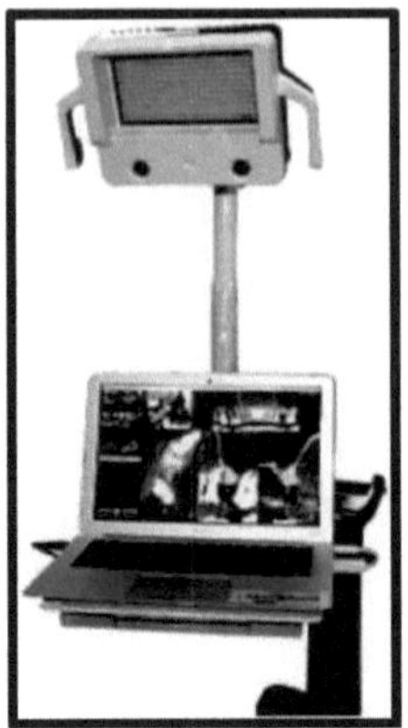

Fig. 14: Unidade Navident utilizada para navegação dinâmica (ClaroNav, Toronto, Canadá

Outra vantagem dos sistemas de orientação dinâmica é o facto de proporcionarem flexibilidade e possibilidade de modificar o plano de tratamento em qualquer altura durante o procedimento.[110] Os sistemas de orientação dinâmica são mais aplicáveis a dentes posteriores ou a pacientes com abertura de boca limitada, uma vez que não requerem brocas longas ou brocas. Não requerem trabalho laboratorial e, por conseguinte, não requerem tempo de espera. Além disso, aumentam a segurança operatória e reduzem os erros técnicos. No trabalho endodôntico, Zehnde et al., (2016) relataram 0,21 mm como a média da diferença absoluta na direção mesial/distal, 0,2 a média para o aspeto vestibular/oral e 0,16 mm para a média do desvio apical/coronal com um erro máximo de 0,76 mm em todas as direcções.[111]

Em 2017, Buchanan e a sua equipa avaliaram a precisão do acesso guiado dinamicamente (DGA) quando utilizado para a preparação da cavidade de acesso em dentes com tecidos pulpares calcificados utilizando o sistema X-Nav (X-Nav Technologies, LLC, Lansdale, PA). O estudo foi realizado em maxilares impressos em 3D (TrueJawTM by Dental Engineering Laboratories, Santa Barbara, CA) onde os dentes foram concebidos com câmaras pulpares eliminadas para simular dentes com tecidos pulpares calcificados. Cada canal foi acedido através da sua própria abertura de 1 mm na superfície oclusal. Os resultados mostraram uma precisão notável, uma vez que todos os canais foram facilmente instrumentados utilizando limas de tamanho 15 através da abertura oclusal limitada.[114] Estes resultados são suficientes para aplicar a técnica dinâmica na prática clínica para gerir dentes calcificados, e uma série de casos de sucesso foi publicada no ano seguinte.[114] As vantagens de aceder a canais calcificados através de um acesso muito pequeno (acesso de 1 mm de largura) ou através de coroas foram cumpridas nestes casos. Os autores deste capítulo sugerem uma possível aplicação para a remoção de pinos de fibra dos canais radiculares.

Embora o conceito de endodontia guiada tenha sido estabelecido e utilizado em vários casos, há uma série de considerações a ter em conta para que esta tecnologia seja aplicável e fiável na prática diária. Em primeiro lugar, a tecnologia é dispendiosa, considerando o custo do software, equipamento, CBCT e outros custos de funcionamento. No entanto, pode argumentar-se que a aplicação bem sucedida desta tecnologia resulta numa TCR bem sucedida e permite a retenção do dente, poupando os custos de substituição que poderão ser necessários mais tarde em caso de extração. Em segundo lugar, os actuais sistemas de navegação dinâmica foram concebidos para a cirurgia de implantes, em que a etiqueta da broca se adapta a uma peça de mão contra-ângulo de baixa velocidade. No entanto, a preparação da cavidade de acesso é melhor efectuada por peças de mão de alta velocidade que podem penetrar no esmalte e na dentina de forma mais eficiente e eficaz. Além disso, o software atual de conceção de implantes apenas permite a preparação em linha reta. Isto não seria adequado para canais calcificados onde a obliteração não está em linha reta para a entrada do canal ou se está no terço médio ou apical do canal radicular.

O operador ajusta a imagem amarela do "implante", que será utilizada para a orientação (diâmetro, comprimento, posição e direção) até estar convencido de que este é o melhor caminho a seguir. As vistas axial, coronal e sagital são alinhadas para definir o caminho correto para a broca seguir o passo, onde a precisão do sistema é verificada. Isto é feito tocando com a ponta da broca em pontos de referência rígidos distintos (como as cúspides dos dentes) no maxilar tratado e comparando a localização física da broca com a representação da sua posição no ecrã (a azul claro). Esta verificação pode ser repetida em qualquer altura durante o canal do procedimento. No entanto, isto pode não ser aceitável por razões estéticas. A solução pode passar por duas fases de perfuração, ou seja, a direção da perfuração é modificada após o acesso inicial à parte coronal do canal. Por fim, as cavidades de acesso preparadas com o sistema de navegação dinâmica resultam em paredes estreitas e paralelas que podem dificultar os procedimentos seguintes de RCT, incluindo a limpeza, a moldagem e a obturação do sistema de canais radiculares. Assim, é necessária mais investigação para ultrapassar os desafios e tornar o sistema de navegação dinâmica aplicável na prática clínica quotidiana.

No que diz respeito aos instrumentos utilizados para preparar os tecidos dentários, foram utilizadas rotineiramente brocas longneck e pontas endodônticas ultra-sónicas para gerir canais calcificados ao microscópio. Para os procedimentos endodônticos guiados, Buchanan utilizou microbrocas concebidas para procedimentos de acesso minimamente invasivos (brocas de acesso guiado da SS White)[114] , Zehnde et al. (2016) utilizaram uma broca de diamante para penetrar no esmalte e, em seguida, utilizaram uma broca específica (broca) através da dentina para obter acesso ao canal radicular.[111] Buchgreitz et al. (2016) utilizaram uma broca de alta velocidade para penetrar no esmalte e/ou na obturação e uma broca helicoidal modificada com um diâmetro de 1,2 mm para perfurar a raiz calcificada.[115] Para endodontia cirúrgica guiada estática, Giacomino et al. (2018) usaram brocas trefinas[116] , e Mohame et al. (2018)[117] usaram cinzel piezótomo para elevar o osso cortical e brocas Lindeman para realizar a ressecção radicular, mas não está claro se esses tipos de brocas podem ser calibrados para procedimentos de orientação dinâmica.

Endodontia cirúrgica guiada por 3D

Tanto a orientação estática como a dinâmica têm aplicações na Microcirurgia Endodôntica (EMS). Giacomino et al. (2018) desenvolveram uma técnica conhecida como "Microcirurgia endodôntica direcionada" (EMS direcionada), na qual as brocas de trefina podem ser usadas dentro de um stent para ressecção da extremidade da raiz; osteotomia; e biópsia em uma única etapa[108] . (2018) introduziram a "Abordagem de janela cortical guiada por computador", em que uma janela de osso cortical (tampa óssea) é elevada para aceder à região apical utilizando um cinzel piezótomo.[109] A orientação dinâmica permitiu a um estudante de licenciatura proceder ao tratamento endodôntico cirúrgico de uma lesão num incisivo lateral superior com precisão, utilizando o sistema de navegação dinâmica Navident (ClaroNav, Toronto, Ontário, Canadá).

O EMS guiado permite a localização exacta da raiz e o corte e remoção precisos do tecido patológico periapical (Fig. 15). Trata-se de uma abordagem minimamente invasiva e segura que preserva a estrutura óssea e reduz o risco de danos iatrogénicos nas estruturas anatómicas adjacentes. Assim, o desconforto pós-operatório do paciente é menor e a cicatrização é mais rápida. [119]

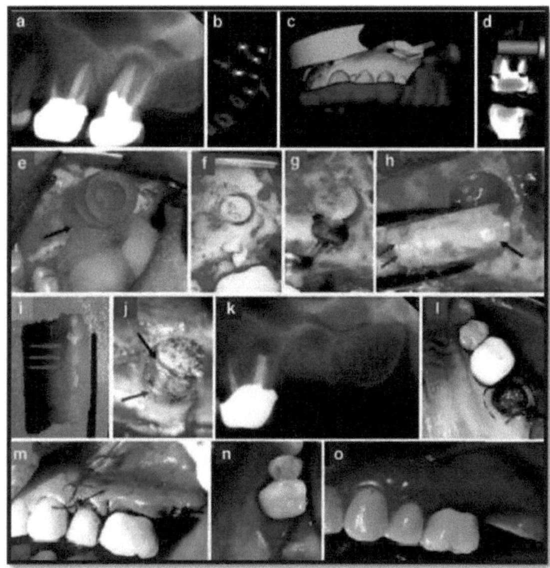

Fig. 15 A raiz palatina do dente #17. (**a**) A radiografia periapical pré-operatória mostra dois tractos sinusais (setas pretas). (**b**) O cone de guta-percha traçando o trato sinusal distal até à raiz palatina do dente #17. (**c**) O guia cirúrgico 3D (3DSG) foi fabricado no molde digital. Note-se a porta de trefina que foi concebida para a desobstrução oclusal contralateral. (**d**) Uma vista coronal da CBCT mostra o trajeto planeado da trefina. (**e**) O trajeto da trefina evita o GPA traçado a amarelo a partir do forame palatino maior que corre anteriormente. (**f**) 3DSG com trefina de ajuste personalizado. (**g**) Para produzir pontos de hemorragia, a 3DSG com trefina é inserida na porta. (**h**) Pontos de hemorragia e incisão subsequente para a janela da mucosa. (**i**) Janela da mucosa após osteotomia com trefina e núcleo no local. (**j**) Espécime do núcleo com osso cortical palatino (seta preta), extremidade da raiz ressecada e tecido mole (setas azuis). (**k**) Radiografia pós-operatória imediata. (**l**) Imagem pós-operatória imediata com mucosa palatina replantada. (**m**) Uma semana de pós-operatório. (**n**) Quatro semanas de pós-operatório. (**o**) Três meses de pós-operatório com tecido palatino cicatrizado e trajectos sinusais

A tecnologia de Realidade Aumentada (RA) Assistiva

Song et al. (2018) introduziram uma nova tecnologia de realidade aumentada (RA) de assistência no ecrã transparente montado na cabeça (HMD). Este sistema pode ajudar o operador a preparar a cavidade de acesso ideal e a evitar contratempos na preparação. Contém um sistema de aviso e correção concebido para fornecer guias visuais e sonoros durante o procedimento de preparação. A posição da ferramenta é orientada a todo o momento e o médico pode evitar uma posição incorrecta ou arriscada da ferramenta. Além disso, o dentista pode rever a radiografia durante o trabalho sem ter de olhar para um monitor separado. O dentista pode apresentar as radiografias no HMD quando necessário ou ocultá-las para não causar distração. Esta funcionalidade pode ser facilmente controlada apenas por ordens de voz. Isto torna a aplicação intuitiva e fácil de utilizar, sem necessidade de usar as mãos do operador. Uma das vantagens desta aplicação é que pode ser implementada no Microsoft HoloLens como HMD ou num PC que tenha um ecrã externo. Os principais resultados do estudo laboratorial mostram que este sistema é capaz de fornecer informações úteis ao operador para corrigir posturas incorrectas do instrumento durante o procedimento de acesso à cavidade e ajudar a tomar decisões em menos tempo.[120] No entanto, o sistema deve ser melhorado para ser aplicável em dentes humanos de tamanho real e submetido a mais investigação clínica.

Conclusão

Atualmente, a tecnologia avançada é utilizada de forma rotineira na nossa vida quotidiana. A tecnologia está a avançar exponencialmente e há muitas novas tecnologias interessantes no horizonte. Também afectou a profissão de dentista da mesma forma. Os pacientes gostam da digitalização, uma vez que minimiza o desconforto associado às impressões tradicionais. Além disso, está a tornar o consultório significativamente mais eficiente, reduz as repetições, reduz o tempo de assentamento das restaurações e reduz ou elimina as facturas do laboratório. A digitalização em dentisteria de restauração e endodontia conduz a melhorias na qualidade dos cuidados orais, oferece uma melhor experiência ao paciente e melhora a produtividade e a economia do consultório dentário. Embora os sistemas de fresagem tenham sido o método predominante de CAD/CAM dentário, as técnicas de fabrico aditivo para restaurações podem proporcionar um ajuste personalizado. No entanto, nas restaurações digitais, a adaptação das margens é inicialmente muito boa. Os laboratórios dentários digitais assistirão a uma mudança nas competências tradicionais do "artesão" para um técnico mais experiente em computadores, com potencial para ser mais produtivo e fornecer uma qualidade mais consistente com materiais mais avançados.

Os scanners CBCT e intra-orais estão a tornar-se cada vez mais populares entre os dentistas. Eventualmente, a utilização de guias 3D pode vir a ser a técnica "go-to" para resolver dificuldades no acesso endodôntico ortógrado e microcirúrgico. Assim, existem inúmeros benefícios da digitalização, incluindo também a maior simplicidade da cirurgia. No futuro, estas guias impressas em 3D também ajudarão a acelerar e a melhorar os processos de cicatrização.

Todas estas mudanças são representativas de uma verdadeira revolução na nossa profissão, em comparação com o que era há algumas décadas atrás. Esta mudança abriu muitos cenários e possibilidades interessantes. Assim, o futuro da medicina dentária é promissor e os dentistas podem adotar uma abordagem proactiva para trazer todas as tecnologias avançadas para os seus consultórios.

Referências

1. Naoum HJ, Chandler NP, RM L. Imagens convencionais versus imagens digitais de placa de fósforo para visualizar o sistema de canais radiculares contrastadas com um meio radiopaco. J Endod. 2003;29(5):349-52.

2. Wenzel A, Grondahl HJ. Radiografia digital direta no consultório dentário. Int Dent J. 1995;45(1):27-34.

3. Deepak BS, Subash TS, Narmatha VJ, Anamika T, Snehil TK, Nandini DB. Técnicas de imagiologia em endodontia: uma visão geral. J Clin Imaging Sci. 2012;2:13.

4. Grondahl HG, Huumonen S. Manifestações radiográficas das lesões inflamatórias periapicais: como as novas técnicas radiológicas podem melhorar o diagnóstico endodôntico e o planeamento do tratamento. Endod Topics. 2004;8(1):55-67.

5. Patel S, Dawood A, Whaites E, Pitt Ford TJ. Novas dimensões na imagiologia endodôntica: parte 1. Sistemas radiográficos convencionais e alternativos. Int Endod J. 2009;42(6):447-62.

6. Sonoda M, Takano M, Miyahara J, Kato HJR. Radiografia computorizada utilizando luminescência estimulada por laser de varrimento. Radiology. 1983;148(3):833-8.

7. Tyndall DA, Ludlow JB, Platin E, Nair MJOS. A comparison of Kodak Ektaspeed plus film and the Siemens Sidexis digital imaging system for caries detection using receiver operating characteristic analysis. Oral Med Oral Pathol Oral Radiol Endod. 1998;85(1):113-8.

8. Van Der Stelt PF. Imagens sem película: as utilizações da radiografia digital na prática dentária. 2005;136(10):1379-87.

9. Walther J. Tomografia de coerência ótica na cavidade oral. Universidade Técnica de Dresden. SPIE Photonics West 2018, São Francisco.

10. Imai K, Shimada Y, Sadr A, Sumi Y, Tagami J. Visualização não invasiva da secção transversal das fissuras do esmalte por tomografia de coerência ótica *in vitro*. J Endod. 2012;38:1269-74.

11. Bueno MR, Estrela C, Azevedo BC, Diógenes AJ. Desenvolvimento de um novo software de tomografia computadorizada conebeam para diagnóstico endodôntico. Braz Dent J. 2018;29(6):517-29.

12. Patel S, Dawood A, Ford TP, Whaites EJ. As potenciais aplicações da tomografia computorizada de feixe cónico na gestão de problemas endodônticos. Int Endod J. 2007;40(10):818-30.

13. Nair MK, Nair UP. Digital and advanced imaging in endodontics: a review. J Endod. 2007;33(1):1-6.

14. Cotton TP, Geisler TM, Holden DT, Schwartz SA, Schindler WG. Endodontic applications of cone-beam volumetric tomography (Aplicações endodônticas da tomografia volumétrica de feixe cónico). J Endod. 2007;33(9):1121- 32.

15. Bueno MR, Estrela C, De Figueiredo JAP, Azevedo BCJ. Estratégia de leitura de mapas para diagnóstico de perfurações radiculares próximas a pinos metálicos intracanais por meio de tomografia computadorizada de feixe cônico. J Endod. 2011;37(1):85-90.

16. Venskutonis T, Plotino G, Juodzbalys G, Mickeviciene LJ. A importância da tomografia computorizada de feixe cónico no tratamento de problemas endodônticos: uma revisão da literatura. J Endod. 2014;40(12):1895-901.

17. Aminoshariae A, Kulild JC, AJ S. Tomografia computorizada de feixe cónico

comparada com lesões radiográficas intra-orais em estudos de resultados endodônticos: uma revisão sistemática. J Endod. 2018;44(11):1626-31.

18. Rosen E, Taschieri S, Del Fabbro M, Beitlitum I, Tsesis IJ. The diagnostic efficacy of cone- beam computed tomography in endodontics: a systematic review and analysis by a hierarchical model of efficacy. J Endod. 2015;41(7):1008-14.

19. Long H, Zhou Y, Ye N, et al. Precisão de diagnóstico da CBCT para fracturas dentárias: uma meta-análise. *JDent.* 2014;42(3):240-248.

20. Mamede-Neto I, Bandeca MC, Tonetto MR, Nogueira AL, Borba AM, Pereira TM, et al. O papel da tomografia computadorizada de feixe cônico como ferramenta incremental no diagnóstico endodôntico. J Int Oral Health. 2016;8(10):978.

21. Rajendran N, Sundaresan B. Eficácia do ultrassom e do power Doppler colorido como ferramenta de monitoramento na cicatrização de lesões periapicais endodônticas. J Endod. 2007;33:181-6.

22. Maity I, Kumari A, Shukla AK, Usha H, Naveen D. Monitorização da cicatrização por ultra-sons com power doppler a cores após o tratamento do canal radicular de dentes anteriores maxilares com lesões periapicais. J Conserv Dent. 2011;14:252-7.

23. Khambete N, Kumar R. Ultrassom no diagnóstico diferencial de radiolucências periapicais: um estudo radio-histopatológico. J Conserv Dent. 2015;18:39- 43.

24. Idiyatullin D, Corum C, Moeller S, Prasad HS, Garwood M, Nixdorf DR. Imagem por ressonância magnética dentária: tornar visível o invisível. J Endod. 2011;37:745-52.

25. Lin J, Chandler N, Purton D, Monteith BJ. Local apropriado de colocação de

eléctrodos para testes de polpa eléctrica nos primeiros molares. J Endod. 2007;33(11):1296-8.

26. Bender I. Púlpitos dolorosos reversíveis e irreversíveis: diagnóstico e tratamento. J Aust Soc Endod. 2000;26(1):10-4.

27. Ehrmann EJADJ. Testadores de polpa e testes de polpa com particular referência à utilização de gelo seco. Aust Dent J. 1977;22(4):272-9.

28. Narhi M, Virtanen A, Kuhta J, Huopaniemi T. Estimulação eléctrica dos dentes com um aparelho de teste de polpa no gato. Eur J Oral Sci. 1979;87(1):32-8.

29. Penna K, Sadoff R. Abordagem simplificada à utilização de um aparelho de despolpa eléctrica. N Y State Dent J. 1995;61(1):30-1.

30. Kolbinson DA, Teplitsky PE. Teste elétrico da polpa com luvas de exame. Oral Surg Oral Med Oral Pathol. 1988;65(1):122-6.

31. Guerra JA, Skribner J, Lin LM. Técnica de barreira do verificador de polpa eléctrica e do localizador apical. J Endod. 1993;19(10):532-4.

32. Kleier D, Sexton J, RJ Jodr A. Comparação eletrónica e clínica de aparelhos de teste da polpa. J Dent Res. 1982;61(12):1413-5.

33. Johnsen DJ. Innervation of teeth: qualitative, quantitative, and developmental assessment (Inervação dos dentes: avaliação qualitativa, quantitativa e de desenvolvimento). J Dent Res. 1985;64:555-63.

34. Mumford J. Thermal and electrical stimulation of teeth in the diagnosis of pulpal and periapical disease (Estimulação térmica e eléctrica dos dentes no diagnóstico de doenças pulpares e periapicais): SAGE Publications; 1967.

35. Woolley LH, Woodworth J, Dobbs JLJT. Uma avaliação preliminar dos efeitos

dos aparelhos de teste de polpa eléctrica em cães com pacemakers artificiais. J Am Dent Assoc. 1974;89(5):1099-101.

36. Miller CS, Leonelli FM, Latham EJOS. Interferência selectiva na atividade do pacemaker por dispositivos dentários eléctricos. Oral Med Oral Pathol Oral Radiol Endod. 1998;85(1):33-6.

37. Wilson BL, Broberg C, Baumgartner JC, Harris C, Kron J. Segurança dos localizadores apicais electrónicos e dos testadores de polpa em doentes com pacemakers cardíacos ou cardioversores/desfibrilhadores implantados. *JEndod.* 2006;32(9):847-852.

38. Sailus J, Trowbridge H, Greco M, Emling R, editores. Sensibilidade dos dentes submetidos a forças ortodônticas. Journal of dental Research; 1987: Amer Assoc Dental Research 1619 Duke ST, Alexandria, VA 22314.

39. Waikakul A, Kasetsuwan J, Punwutikorn JJOS. Resposta de dentes auto-transplantados ao teste da polpa eléctrica. Oral Med Oral Pathol Oral Radiol Endod. 2002;94(2):249-55.

40. Pileggi R, Dumsha T, Myslinksi NJDT. A fiabilidade do teste da polpa eléctrica após uma lesão por concussão. Dental Traumatol. 1996;12(1):16-9.

41. Peters DD, Baumgartner JC, LJ L. Diagnóstico pulpar em adultos. I. Avaliação das respostas positivas e negativas aos testes de polpa fria e eléctrica. J Endod. 1994;20(10):506-11.

42. Rowe A, Ford TP. A avaliação da vitalidade pulpar. Int Endod J. 1990;23(2):77-83.

43. Millard HJ. Testadores eléctricos de polpa. Conselho de materiais e dispositivos

dentários. J Am Dental Assoc. 1973;86(4):872-3.

44. Lin J, Chandler N. Teste da polpa eléctrica: uma revisão. Int Endod J. 2008;41(5):365- 74.

45. Jacobson JJOS. Colocação da sonda durante os procedimentos de teste de polpa eléctrica. Oral Med Oral Pathol. 1984;58(2):242-7.

46. Bender IB, Landau MA, Fonsecca S, Trowbridge HO. O local ideal de colocação do elétrodo no teste da polpa eléctrica dos 12 dentes anteriores. *J Am Dent Assoc.* 1989;118(3):305-310.

47. Lilja JJAOS. Diferenças sensoriais entre a dentina da coroa e da raiz em dentes humanos. Ata Odontol Scand. 1980;38(5):285-91.

48. Cooley RL, Robison SF. Variáveis associadas ao teste da polpa eléctrica. Oral Surg Oral Med Oral Pathol. 1980;50(1):66-73.

49. Myers JW. Demonstração de uma possível fonte de erro com um aparelho de teste de polpa eléctrica. J Endod. 1998;24(3):199-201.

50. Simon S, Machtou P, Adams N, Tomson P, Lumley P. Limite apical e comprimento de trabalho em endodontia. Dent Update. 2009;36(3):146-153.

51. Franco V, Tosco E. A linha endodôntica: uma abordagem clínica. Societa' Italiana di Endodonzi. 2013;27(1):2-12.

52. Nekoofar M, Ghandi M, Hayes S, Dummer P. Os princípios de funcionamento fundamentais dos dispositivos electrónicos de medição do comprimento do canal radicular. Int Endod J. 2006;39(8):595-609.

53. Ebrahim AK, Wadachi R, Suda HJ. Localizadores electrónicos do ápice - uma revisão. J Med Dent Sci. 2007;54(3):125-36.

54. Khadse A, Shenoi P, Kokane V, Khode R, Sonarkar S. Endodontia. Localizadores electrónicos do ápice - uma visão geral. Ind J Conserv Endod. 2017;2(2):35-40.

55. Sonal Soi SM, Vinayak V, Kaur P. Localizadores apicais electrónicos. J Dent Sci Oral Rehabil. 2013:24-7.

56. Steffen H, Splieth C, KJlej B. Comparação das medições obtidas com limas manuais ou com o líder de canal ligado a localizadores apicais electrónicos: um estudo in vitro. Int Endod J. 1999;32(2):103-7.

57. Sunada IJ. Novo método para medir o comprimento do canal radicular. J Dent Res. 1962;41(2):375-87.

58. Gordon M, Chandler N. Localizadores apicais electrónicos. Int Endod J. 2004;37(7):425- 37.

59. Fouad AF, Krell KV. Uma comparação in vitro de cinco instrumentos de medição do comprimento do canal radicular. J Endod. 1989;15(12):573-7.

60. Dimitrov S, Roshkev DJ. Localizador apical adaptativo de sexta geração. J Endod. 2009;15(9):75-8.

61. Tinaz AC, Sevimli LS, Gorgül G, Türkoz EG. Os efeitos das concentrações de hipocloreto de sódio na precisão de um dispositivo de localização apical. Int Dent J. 2002;28(3):160-2.

62. Stock CJR. Situação atual da utilização de ultra-sons em endodontia. Int Dent J. 1991;41:175-82.

63. Martin H, Cunningham W. Endodontia endosónica: o sistema sinérgico ultrassónico. Int Dent J. 1984;34:198-203.

64. Martin H, Cunningham W. Endosonics: o sistema sinérgico ultrassónico da endodontia.

Endod Dent Traumatol. 1985;1:201-6.

65. Mohammadi Z, Abbott PV. As propriedades e aplicações da clorhexidina em endodontia. Int Endod J. 2009;42(4):288-302.

66. Van der Sluis L, Versluis M, Wu M, Wesselink P. Irrigação ultrassónica passiva do canal radicular: uma revisão da literatura. Int Endod J. 2007;40(6):415-26.

67. Klyn SL, Kirkpatrick TC, Rutledge RE. Comparações in vitro da remoção de detritos do sistema EndoActivator TM, da lima F TM, da irrigação ultra-sónica e da irrigação com NaOCl isolada após a instrumentação manual em molares mandibulares humanos. J Endod. 2010;36(8):1367-71.

68 Mozo S, Llena C, Forner L. Revisão da irrigação ultra-sónica em endodontia: ação crescente das soluções irrigantes. Med Oral Patol Oral Cir Bucal. 2012 May 1;17(3):512-6.

69. Pitt WG. Remoção de biofilme oral por fenómenos sónicos. Am J Dent. 2005;18:345-52.

70. Ruddle CJ. Desinfeção endodôntica: irrigação tsunami. Endod Prac. 2008;11(1):7-15.

71. Neuhaus KW, Liebi M, Stauffacher S, Eick S, Lussi A. Eficácia antibacteriana de um novo dispositivo de irrigação sónica para a desinfeção do canal radicular. J Endod. 2016;42(12):1799-803.

72. Lumley PJ, Walmsley AD, Laird WR. Padrões de fluxo produzidos em torno de ficheiros endosónicos. Int Endod J. 1991;24(6):290-7.

73. Townsend C, Maki J. Uma comparação in vitro de novas técnicas de irrigação e agitação com a agitação ultra-sónica na remoção de bactérias de um canal radicular simulado. J Endod. 2009;35:1040-3.

74. Rodig T, Bozkurt M, Konietschke F, Hülsmann M. Comparação do sistema Vibringe com seringa e irrigação ultra-sónica passiva na remoção de detritos de irregularidades simuladas do canal radicular. *JEndod.* 2010;36(8):1410-1413.

75. Sumi Y, Hattori H, Hayashi K, Ueda M. Preparação ultra-sónica da extremidade radicular: avaliação clínica e radiográfica dos resultados. *J Oral Maxillofac Surg.* 1996;54(5):590-593.

76. Mehlhaff DS, Marshall JG, Baumgartner JC. Comparação de preparos radiculares ultra-sónicos e com broca de alta velocidade usando dentes bilateralmente emparelhados. *J Endod.* 1997;23(7):448-452.

77. Ahangari Z, Samiee M, Yolmeh MA, Eslami G. Atividade antimicrobiana de três irrigantes de canais radiculares em enterococcus faecalis: um estudo in vitro. Iran Endod J. 2008;3(2):33-7.

78. Gulabivala K, Ng YL, Gilbertson M, Eames I. A mecânica dos fluidos da irrigação dos canais radiculares. Physiol Meas. 2010;31(12):49-84.

79. Clark MS, Silverstone LM, Lindenmuth J, et al. Uma avaliação da eficácia da analgesia/anestesia clínica na dor aguda utilizando o modulador neural de alta frequência em vários contextos dentários. *Oral Surg Oral Med Oral Pathol.* 1987;63(4):501-505.

80. Gangarosa LP, Park NH, Fong BC, Scott DF, Hill JM. Condutividade de medicamentos utilizados para iontoforese. *JPharm Sci.* 1978;67(10):1439-1443.

81. Tharian EB, Tandon S. Iontoforese. Uma nova forma de administração de medicamentos para extração de dentes decíduos. Uma avaliação clínica. *Indian J Dent Res.* 1994;5(3):97-100.

82. Hochman MN. Anestesia num único dente: a tecnologia de deteção de pressão

proporciona um avanço inovador no campo da anestesia local dentária. *Compend Contin Educ Dent.* 2007;28(4):186-193.

83. Clark MS, Silverstone LM, Lindenmuth J, et al. Uma avaliação da eficácia da analgesia/anestesia clínica na dor aguda utilizando o modulador neural de alta frequência em vários contextos dentários. *Oral Surg Oral Med Oral Pathol.* 1987;63(4):501-505.

84. Sanghvi Z, Mistry KJ. Caraterísticas de design de instrumentos rotativos em endodontia. J Ahmedabad Dent Coll Hosp. 2011;2(1):6-11.

85. Yared G, Bou Dagher F, Machtou PJIEJ. Falha de instrumentos ProFile utilizados com motores de binário alto e baixo. Int Endod J. 2001;34(6):471-5.

86. Pessoa OF, Silva JM, Gavini G. Resistência à fadiga cíclica de instrumentos rotatórios de NiTi após uso clínico simulado em canais radiculares curvos. Braz Den J. 2013;24(2):117-20.

87. Kawakami DAS, Candeiro GTM, Akisue E, Caldeira CL, Gavini GJB. Efeito de diferentes torques na resistência à fadiga cíclica de instrumentos rotatórios K3. Braz J Oral Sci. 2015;14(2):122-5.

88. Yared G. Estudo in vitro das propriedades de torção de limas rotativas de níquel-titânio ProFile novas e usadas. J Endod. 2004;30(6):410-2.

89. Gambarini G. Fadiga cíclica de instrumentos rotativos de níquel-titânio após utilização clínica com motores endodônticos de baixo e alto binário. J Endod. 2001;27(12):772- 4.

90. Berutti E, Negro AR, Lendini M, Pasqualini D. Influência da pré-flaqueação manual e do binário na taxa de insucesso dos instrumentos rotativos ProTaper. J Endod. 2004;30(4):228-30.

91. Prichard J. Rotação ou reciprocidade: um olhar contemporâneo sobre os instrumentos de NiTi. *Br Dent J.* 2012;212(7):345-346.

92. Ng YL, Mann V, Rahbaran S, Lewsey J, Gulabivala K. Resultado do tratamento primário do canal radicular: revisão sistemática da literatura -- Parte 2. Influência de factores clínicos. *IntEndod J.* 2008;41(1):6-31.

93. Liang YH, Li G, Wesselink PR, Wu MK. Endodontic outcome predictors identified with peri-apical radiographs and cone-beam computed tomography scans. J Endod. 2011;37:326-31.

94. Carr GB, Murgel CAJDC. A utilização do microscópio operatório em endodontia. Dent Clin. 2010;54(2):191-214.

95. Microscopic dentistry a practical guide, Ziess.

96. Kim SJ. Princípios da microcirurgia endodôntica. Dent Clin North Am. 1997;41(3):481-97.

97. Gorduysus MO, Gorduysus M, Friedman S. O microscópio operatório melhora a negociação dos segundos canais mesiobucais nos molares superiores. J Endod. 2001;27(11):683-6.

98. Buhrley LJ, Barrows MJ, BeGole EA, Wenckus CS. Efeito da ampliação na localização do canal MB2 em molares superiores. J Endod. 2002;28(4):324-7.

99. Yoshioka T, Kobayashi C, Suda H. Taxa de deteção de orifícios de canais radiculares com um microscópio. J Endod. 2002;28(6):452-3.

100. Selden HS. O papel de um microscópio operatório dentário na melhoria do tratamento não cirúrgico de canais "calcificados". Oral Surg Oral Med Oral Pathol. 1989;68(1):93-8.

101. Al-Habboubi TM, Al-Wasi KA. Primeiros molares superiores com seis canais confirmados com o auxílio de tomografia computorizada de feixe cónico. Saudi Endodontic Journal. 2016;6(3):136-40.

102. Sarakinakis M. Dental assisting notes- dental assistants chair-side pocket guide: F. A. Davis; 2015.

103. Elsevier. E S. Preparação do sistema de canais radiculares. Harty's endodontics in clinical practice. Edinburgh: Churchill Livingstone: Elsevier; 2017. p.113-28.

104. Clark D, Khademi JJDC. Acesso endodôntico moderno para molares e conservação dirigida da dentina. Dent Clin. 2010;54(2):249-73.

105. Seldon HS. O papel de um microscópio operatório dentário na melhoria do tratamento não cirúrgico de canais "calcificados". Oral Surg Oral Med Oral Pathol. 1989;68(1):93-8.

106. Amir FA, Gutmann JL, Witherspoon DE. Metamorfose calcificada: um desafio no diagnóstico e tratamento endodôntico. *Quintessence Int.* 2001;32(6):447-455.

107. Cvek M, Granath L, Lundberg MJAOS. Falhas e cicatrização em dentes anteriores não vitais tratados endodonticamente com lúmen pulpar reduzido pós-traumaticamente. Ata Odontol Scand. 982;40(4):223-8.

108. Krastl G, Zehnder MS, Connert T, Weiger R, Kühl S. Endodontia guiada: uma nova abordagem de tratamento para dentes com calcificação do canal pulpar e patologia apical. Dent Traumatol. 2016;32(3):240-6.

109. D'haese J, Ackhurst J, Wismeijer D, De Bruyn H, Tahmaseb A. Estado atual da arte da cirurgia de implantes guiada por computador. *Periodontol 2000.* 2017;73(1):121-133.

110. Block MS, Emery RW, Cullum DR, Sheikh AJ. A colocação de implantes é mais precisa utilizando a navegação dinâmica. J Oral Maxillofac Surg. 2017;75(7):1377- 86.

111. Zehnder MS, Connert T, Weiger R, Krastl G, Kühl S. Endodontia guiada: precisão de um novo método para a preparação da cavidade de acesso guiado e localização do canal radicular. Int Endod J. 2016;49(10):966-72.

112. Nahmias Y. Navegação endodôntica dinâmica: relato de um caso.

113. Block MS, Emery RW. Navegação estática ou dinâmica para colocação de implantes - escolher o método de orientação. J Oral Maxillofac Surg. 2016;74(2):269-77.

114. Buchanan LS. Procedimentos dinâmicos de acesso endodôntico guiados por TC. Dent Edu Lab; 2018.

115. Buchgreitz J, Buchgreitz M, Mortensen D, Bjorndal L. Preparação da cavidade de acesso guiado usando tomografia computadorizada de feixe cônico e varredura de superfície ótica - um estudo ex vivo. Int Endod J. 2016;49(8):790-5.

116. Giacomino C, Ray J, Wealleans J. Microcirurgia endodôntica direcionada: uma nova abordagem a cenários anatomicamente difíceis utilizando guias impressas tridimensionais e brocas de trefina - um relatório de 3 casos. J Endod. 2018;44:671-7.

117. Mohamed N, Nahmias Y, Serota KJOH. A janela cortical: parte dois da cirurgia endodôntica guiada por computador (CGES). Grupo de Saúde Oral. 2018.

118. Gambarini G, Galli M, Stefanelli LV, Di Nardo D, Morese A, Seracchiani M, et al. Microcirurgia endodôntica com sistema de navegação dinâmica: relato de um caso. J Endod. 2019;45(11):1397-402.

119. Ray J. Targeted endodontic microsurgery- narrowing the gap between novice and adept.

Cirurgia endodôntica. AAE 2019.

120. Song T, Yang C, Dianat O, Azimi EJHTL. Tratamento endodôntico guiado usando realidade aumentada em um sistema de exibição montado na cabeça. Healthc Technol Lett. 2018;5(5):201-7.

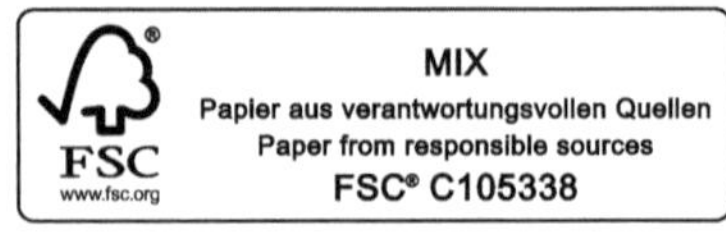

Printed by Books on Demand GmbH, Norderstedt / Germany